医疗机构内
新型冠状病毒
感染预防与控制相关流程

河南省卫生健康委员会　编写

河南科学技术出版社
·郑州·

图书在版编目（ＣＩＰ）数据

医疗机构内新型冠状病毒感染预防与控制相关流程 / 河南省卫生健康委员会编写 . —郑州：河南科学技术出版社，2020.2
ISBN 978-7-5349-9885-0

Ⅰ . ①医… Ⅱ . ①河… Ⅲ . ①日冕形病毒 – 病毒病 – 肺炎 – 预防（卫生）– 业务流程 Ⅳ . ① R563.101

中国版本图书馆 CIP 数据核字（2020）第 020805 号

出版发行：河南科学技术出版社
　　　　　地址：郑州市郑东新区祥盛街 27 号　邮编：450016
　　　　　电话：（0371）65737028　65788613
　　　　　网址：www.hnstp.cn
出 版 人：汪林中
策划编辑：马艳茹　李明辉
责任编辑：李明辉　高 杨　任燕利　李 林
责任校对：吴贯一　徐小刚　崔春娟
整体设计：张 伟
责任印制：朱 飞
印　　刷：河南新华印刷集团有限公司
经　　销：全国新华书店
开　　本：787 mm×1092 mm　1/16　印张：11　字数：200 千字
版　　次：2020 年 2 月第 1 版　2020 年 2 月第 1 次印刷
定　　价：30.00 元

如发现印、装质量问题，请与出版社联系并调换。

《医疗机构内新型冠状病毒感染预防与控制相关流程》编委会

在此书编写过程中得到了以下单位和其领导的支持：

郑州大学第一附属医院

郑州大学第五附属医院

河南省人民医院

郑州大学第二附属医院

河南省第二人民医院

河南省肿瘤医院

郑州人民医院

郑州市第一人民医院

郑州颐和医院

河南省医疗质量监控中心

中原出版传媒集团河南科学技术出版社

微信扫码阅读

电子书

序

　　新型冠状病毒感染的肺炎疫情发生以来，河南省委、省政府全面系统地贯彻落实习近平总书记重要讲话、重要指示精神和党中央、国务院决策部署，始终把人民群众生命安全和身体健康放在第一位，成立河南省疫情防控指挥部，及时启动重大突发公共卫生事件一级应急响应，各部门齐心协力、联防联控。全省各级党委政府把疫情防控作为当前头等大事，紧盯重点地区、紧盯重点人群、紧盯乡村社区，网格式管理、地毯式排查，群防群控，疫情防控科学精准、有力有序。

　　疫情就是命令。一声令下，河南省86万卫生健康工作者担当白衣天使使命，取消春节放假、全员上阵守岗，纷纷写下战书请缨出战，发出"若有战、召必来"的铮铮誓言；一声令下，医务人员肩负健康卫士职责，义无反顾、冲锋陷阵，毅然逆向而行，留下不计报酬、无论生死的坚定背影。肩背行囊，身着戎装，告别年迈父母，泪别孩子爱人，舍小家为大家，又一次勇敢地奔赴抗击疫情的最前沿。在祖国和人民最需要的时候，用实际行动阐释了"敬佑生命、救死扶伤、甘于奉献、大爱无疆"的职业精神，以血肉之躯筑起了一道抗击疫情的钢铁长城。

　　疫情就是责任。河南省是人口大省、交通枢纽，特别是当前正值春运高峰期，人员大范围密集流动，疫情持续上升，全面防控正处于关键时刻、紧要关头。我们必须保持高度清醒，增强风险意识，坚持底线思维，坚决贯彻落实党中央、国务院和省委、省政府的决策部署，把防控疫情作为牢固树立"四个意识"、坚定"四个自信"、做到"两个维护"的具体行动，践行"一切为了人民健康"的初心使命，把各项防控救治措施做得细之又细，把各项工作责任压得实上加实，持续发扬抗击非典精神，以昂扬的斗志、饱满的热情、坚韧的毅力，坚决遏制疫情扩散蔓延势头，有力保障人民群众健康安全，提振公众信心，让党和人民放心！

　　疫情防控就是战斗。医疗卫生战线是主战场，医务人员是主力军，只有医务人员安全才能保证患者更安全，只有医务人员健康才能保障群众更健康。为了指导各级各类医疗机构医务人员科学防控，进一步做好新型冠状病毒感染的预防与控制工作，有效降低医疗机构内的传播风险，保障医疗质量和医疗安全，维护广大患者健康，确保医务人员零感染，河南省卫生健康委员会迅速组织医院管理、感控管理、护理管理、医疗管理、医学检验、临床用血、医学影像、临床营养、药事管理及后勤管理等专业的专家，编写了《医疗机构内新型冠状病毒感染预防与控制相关流程》，供各级各类医疗机构在防控新冠肺炎疫情的相关环节中参考。

我们坚信，有河南省委、省政府的坚强领导，有社会各界的大力支持，有全省人民的坚强后盾，万众一心，众志成城，疫情防控战我们必胜！让我们共同期盼，每一位战友平安凯旋；让我们共同祝福，中原大地祥和安顺！

2020 年 2 月

前言

2019 年末，突如其来的新型冠状病毒感染的肺炎（以下简称"新冠肺炎"）快速蔓延，疫情防控形势严峻。各级各类医疗机构是抗击疫情的主战场，医务人员是主力军。为了指导各级各类医疗机构医务人员科学防控，进一步做好新型冠状病毒感染的预防与控制工作，有效降低其在医疗机构内的传播风险，保障医疗质量和医疗安全，维护广大患者健康，减少医务人员感染风险，河南省卫生健康委员会及时采取行动，努力做到守土有责、守土担责、守土尽责，组织医院管理、感控管理、护理管理、医疗管理、医学检验、临床用血、医学影像、临床营养、药事管理及后勤管理等专业的专家，编写了《医疗机构内新型冠状病毒感染预防与控制相关流程》。

本书以医疗机构内疫情防控环节中重点科室、重点部门、重点岗位、重点人群感染防控为主线，既有全院公共区域适用的防控流程，又有特定科室和部门的特殊要求，目的是通过简明、扼要、易懂、便于操作的流程图形式，解读医疗机构各项诊疗活动中防止新型冠状病毒传播的要点。

本书编写了 100 个新型冠状病毒感染预防与控制相关流程，包括 31 个医疗机构内感染防控流程、5 个急诊感染防控流程、9 个门诊感染防控流程、7 个普通病区（房）感染防控流程、2 个临床营养支持及送餐流程、8 个重点部门感染防控流程、9 个消毒供应中心感染防控流程、7 个医学检验标本采集及检测感染防控流程、2 个临床用血感染防控流程、1 个医学影像感染防控流程、1 个病理标本检查感染防控流程、5 个药事管理感染防控流程、10 个医院后勤管理感染防控流程和 3 个居家隔离医学观察感染防控流程，涉及医疗机构内不同岗位、不同科室、不同专业、不同层次和各项诊疗活动及医院安全管控。

为促进新冠肺炎患者康复，提高治疗效果，我们在编写 100 个感染预防与控制相关流程的基础上，根据新冠肺炎患者的特异性代谢状态提供有针对性的营养支持，特别编写了新冠肺炎轻型患者和康复期患者的膳食管理，以及重症患者的营养治疗和应坚持的原则，并将编写的新冠肺炎患者普通膳食、流质膳食、糖尿病膳食周食谱作为附录，供医疗机构在新冠肺炎患者医疗救治工作中参考。

为切实做好疫情防控工作，保障广大干部职工和学生的生命健康安全，本书同时增加了机关事业单位、企业单位、各类学校新冠肺炎防控工作指南。

由于疫情防控任务紧迫，河南省卫生健康委员会迅速组织人员编写本书，并在中原出版传媒集团河南科学技术出版社的鼎力支持下及时出版，旨在能够尽快给予战斗在疫情防控一线的医务人员及工作人员以针对性、系统性的参考并希望能有所帮助。

编者

2020 年 2 月

目录

医疗机构内感染防控流程

1.患者就诊流程（参考）

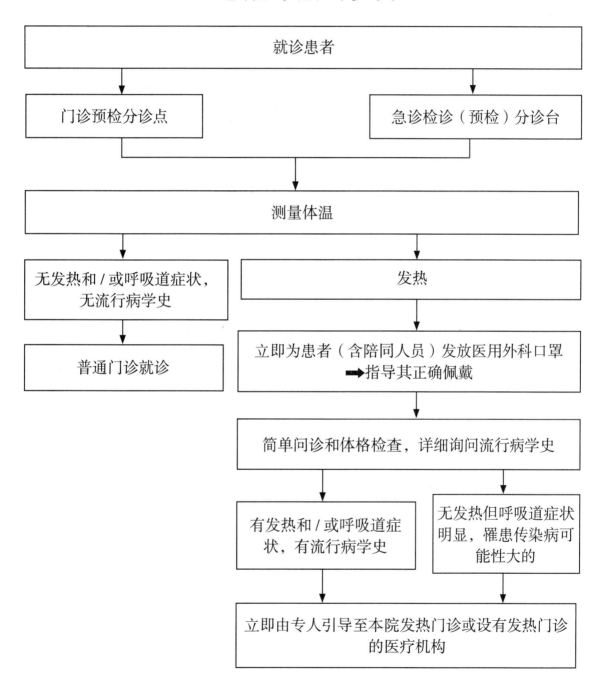

2.门诊预检分诊流程（参考）

严格落实《医疗机构传染病预检分诊管理办法》（中华人民共和国卫生部令第41号，2005.2.28）、《国家卫生健康委办公厅关于加强重点地区重点医院发热门诊管理及医疗机构内感染防控工作的通知》（国卫办医函〔2020〕102号）➡实施预检分诊制度➡优化预检分诊流程

⬇

医疗机构应指派有专业能力和经验的感染性疾病科或相关专业的医师充实预检分诊力量➡承担预检分诊任务➡提高预检分诊能力

⬇

就诊患者➡经测量体温

| 发热 | 无发热但呼吸道症状明显，罹患传染病可能性大 | 无发热和/或呼吸道症状，无流行病学史 |

⬇

立即为患者（含陪同人员）发放医用外科口罩➡指导其正确佩戴

普通门诊就诊

⬇

通过简单问诊和体格检查，详细询问流行病学史，判断其罹患传染病的可能性

⬇

进行预检分诊登记

⬇

对可能罹患传染病的

| 立即由工作人员按照指定路线（应当符合室外最短、接触人员最少的原则）引导患者至本院发热门诊 | 未设发热门诊的医疗机构要安排专人、专车将患者转运至设发热门诊的医疗机构 |

3. 门诊预检分诊医务人员着装流程（参考）

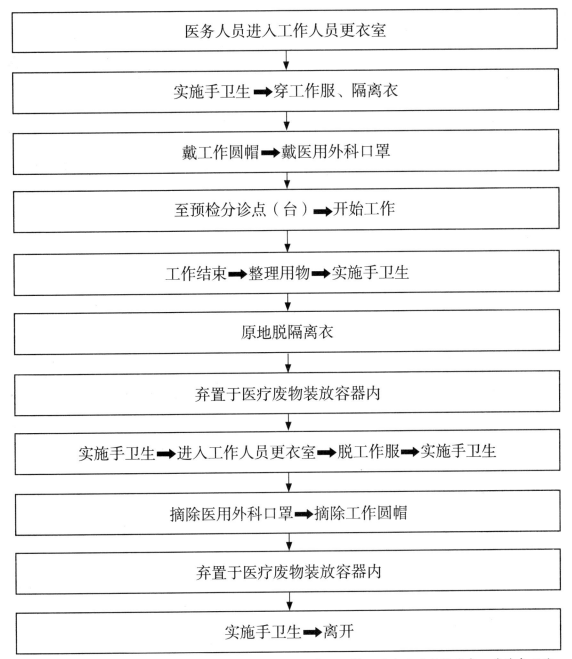

医务人员进入工作人员更衣室

↓

实施手卫生 ➡ 穿工作服、隔离衣

↓

戴工作圆帽 ➡ 戴医用外科口罩

↓

至预检分诊点（台）➡ 开始工作

↓

工作结束 ➡ 整理用物 ➡ 实施手卫生

↓

原地脱隔离衣

↓

弃置于医疗废物装放容器内

↓

实施手卫生 ➡ 进入工作人员更衣室 ➡ 脱工作服 ➡ 实施手卫生

↓

摘除医用外科口罩 ➡ 摘除工作圆帽

↓

弃置于医疗废物装放容器内

↓

实施手卫生 ➡ 离开

注：门诊预检分诊医务人员可使用手套，但须正确佩戴和脱摘，注意及时更换手套。戴手套不能取代手卫生。

4. 发热门诊感染防控流程（参考）

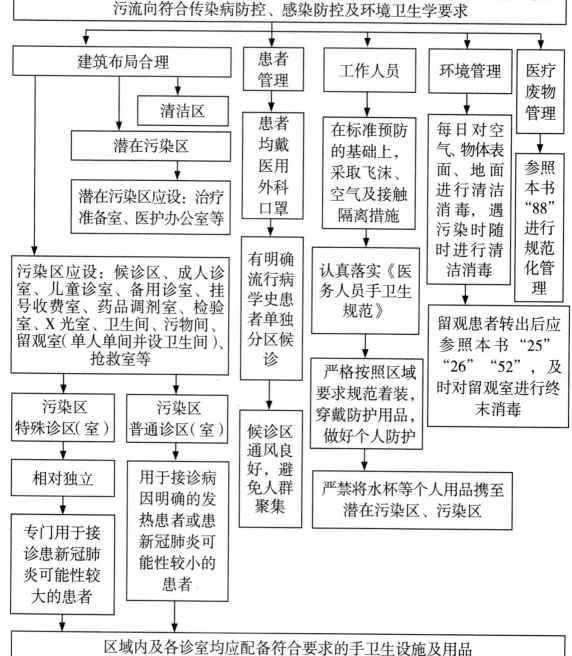

依据《国家卫生健康委办公厅关于加强重点地区重点医院发热门诊管理及医疗机构内感染防控工作的通知》（国卫办医函〔2020〕102号）、《卫生部关于二级以上综合医院感染性疾病科建设的通知》（卫医发〔2004〕292号）要求，加强发热门诊感染防控管理。发热门诊建筑布局、功能流程，以及人、物、洁、污流向符合传染病防控、感染防控及环境卫生学要求

建筑布局合理

清洁区

潜在污染区

潜在污染区应设：治疗准备室、医护办公室等

污染区应设：候诊区、成人诊室、儿童诊室、备用诊室、挂号收费室、药品调剂室、检验室、X光室、卫生间、污物间、留观室（单人单间并设卫生间）、抢救室等

污染区特殊诊区（室）

污染区普通诊区（室）

相对独立

用于接诊病因明确的发热患者或患新冠肺炎可能性较小的患者

专门用于接诊患新冠肺炎可能性较大的患者

患者管理

患者均戴医用外科口罩

有明确流行病学史患者单独分区候诊

候诊区通风良好，避免人群聚集

工作人员

在标准预防的基础上，采取飞沫、空气及接触隔离措施

认真落实《医务人员手卫生规范》

严格按照区域要求规范着装，穿戴防护用品，做好个人防护

严禁将水杯等个人用品携至潜在污染区、污染区

环境管理

每日对空气、物体表面、地面进行清洁消毒，遇污染时随时进行清洁消毒

留观患者转出后应参照本书"25""26""52"，及时对留观室进行终末消毒

医疗废物管理

参照本书"88"进行规范化管理

区域内及各诊室均应配备符合要求的手卫生设施及用品

5. 发热门诊工作人员穿戴防护用品流程（参考）

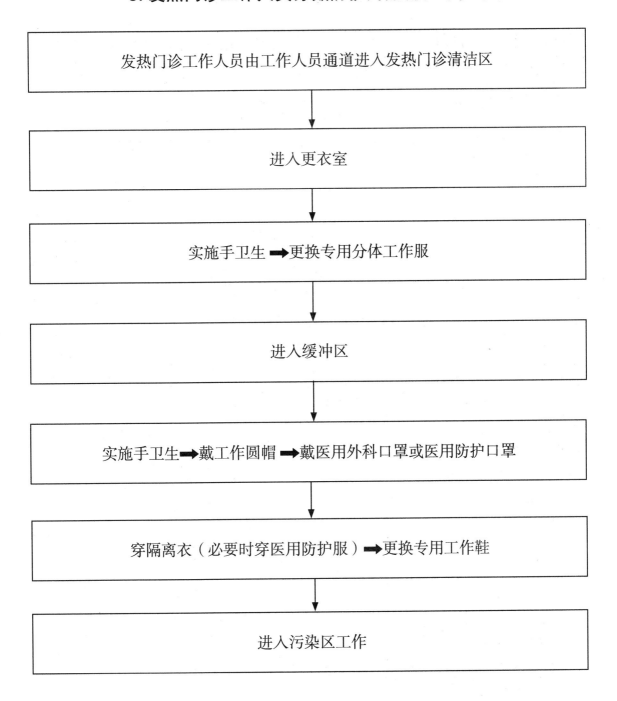

発热门诊工作人员由工作人员通道进入发热门诊清洁区

↓

进入更衣室

↓

实施手卫生 ➡ 更换专用分体工作服

↓

进入缓冲区

↓

实施手卫生 ➡ 戴工作圆帽 ➡ 戴医用外科口罩或医用防护口罩

↓

穿隔离衣（必要时穿医用防护服）➡ 更换专用工作鞋

↓

进入污染区工作

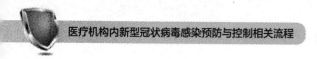
6. 发热门诊工作人员脱防护用品流程（参考）

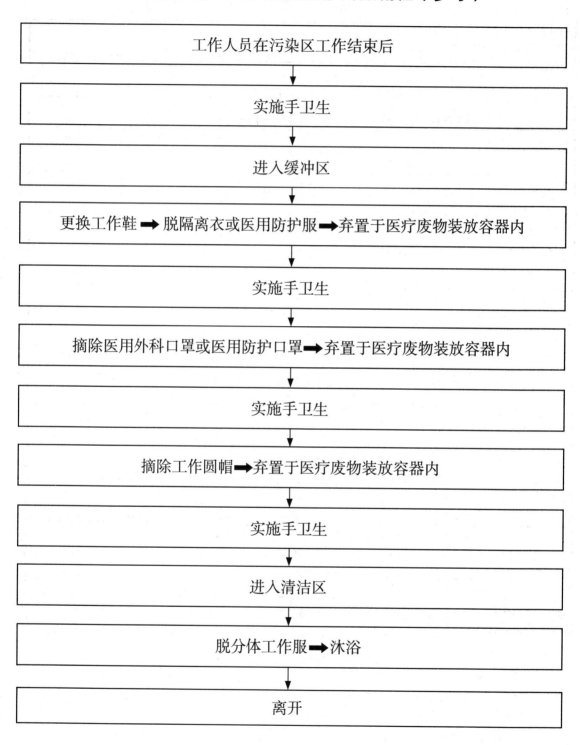

工作人员在污染区工作结束后

↓

实施手卫生

↓

进入缓冲区

↓

更换工作鞋 ➡ 脱隔离衣或医用防护服 ➡ 弃置于医疗废物装放容器内

↓

实施手卫生

↓

摘除医用外科口罩或医用防护口罩 ➡ 弃置于医疗废物装放容器内

↓

实施手卫生

↓

摘除工作圆帽 ➡ 弃置于医疗废物装放容器内

↓

实施手卫生

↓

进入清洁区

↓

脱分体工作服 ➡ 沐浴

↓

离开

7. 医用外科口罩佩戴流程（参考）

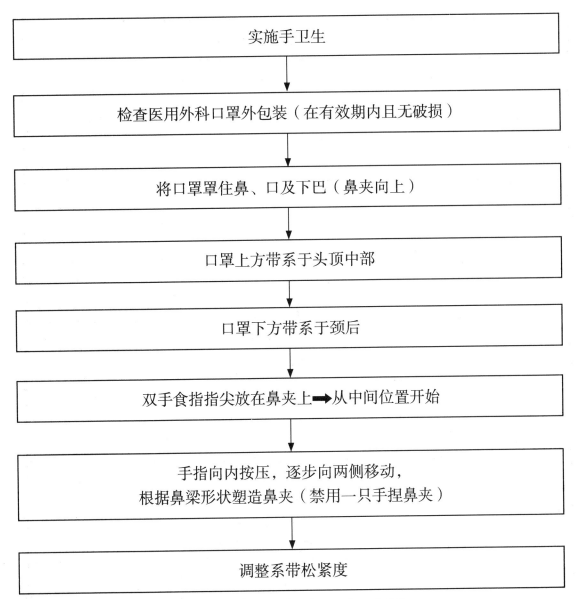

実施手卫生

↓

检查医用外科口罩外包装（在有效期内且无破损）

↓

将口罩罩住鼻、口及下巴（鼻夹向上）

↓

口罩上方带系于头顶中部

↓

口罩下方带系于颈后

↓

双手食指指尖放在鼻夹上 ➡ 从中间位置开始

↓

手指向内按压，逐步向两侧移动，
根据鼻梁形状塑造鼻夹（禁用一只手捏鼻夹）

↓

调整系带松紧度

注：医用外科口罩潮湿后或受到患者血液、体液污染后，应及时更换。

8. 医用防护口罩佩戴流程（参考）

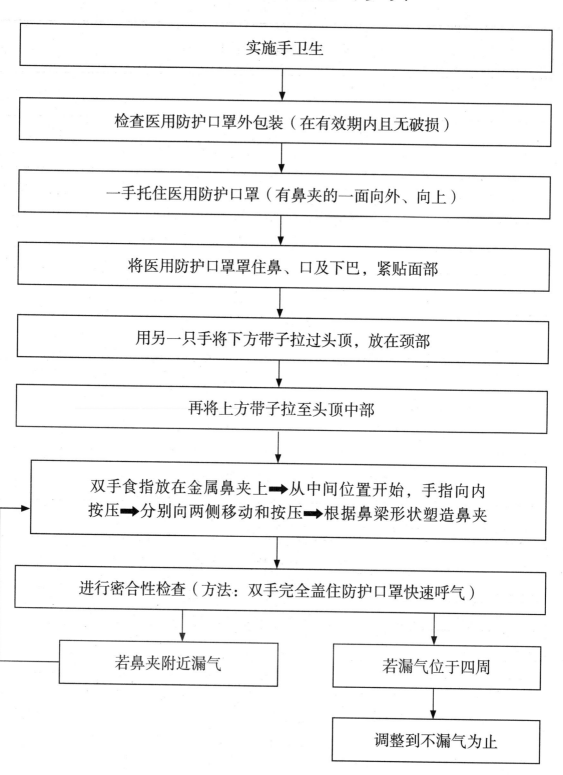

实施手卫生

↓

检查医用防护口罩外包装（在有效期内且无破损）

↓

一手托住医用防护口罩（有鼻夹的一面向外、向上）

↓

将医用防护口罩罩住鼻、口及下巴，紧贴面部

↓

用另一只手将下方带子拉过头顶，放在颈部

↓

再将上方带子拉至头顶中部

↓

双手食指放在金属鼻夹上 → 从中间位置开始，手指向内按压 → 分别向两侧移动和按压 → 根据鼻梁形状塑造鼻夹

↓

进行密合性检查（方法：双手完全盖住防护口罩快速呼气）

↓ ↓

若鼻夹附近漏气　　　　若漏气位于四周

↓

调整到不漏气为止

9. 医用外科口罩、医用防护口罩摘除流程（参考）

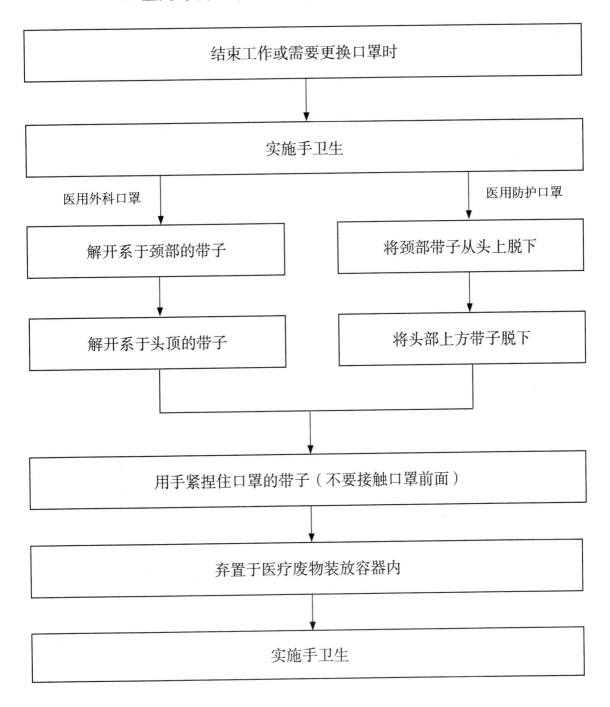

10. 工作人员穿隔离衣流程（参考）

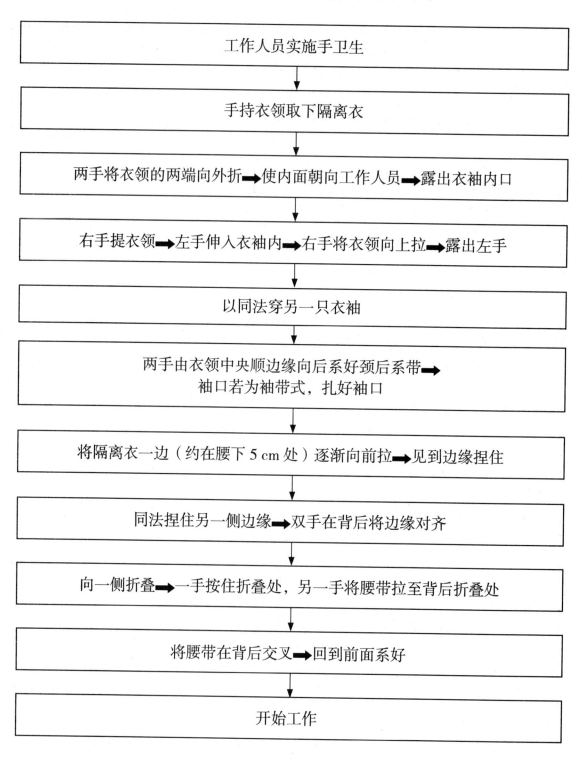

工作人员实施手卫生

手持衣领取下隔离衣

两手将衣领的两端向外折➡使内面朝向工作人员➡露出衣袖内口

右手提衣领➡左手伸入衣袖内➡右手将衣领向上拉➡露出左手

以同法穿另一只衣袖

两手由衣领中央顺边缘向后系好颈后系带➡
袖口若为袖带式，扎好袖口

将隔离衣一边（约在腰下5 cm处）逐渐向前拉➡见到边缘捏住

同法捏住另一侧边缘➡双手在背后将边缘对齐

向一侧折叠➡一手按住折叠处，另一手将腰带拉至背后折叠处

将腰带在背后交叉➡回到前面系好

开始工作

11. 工作人员脱隔离衣流程（参考）

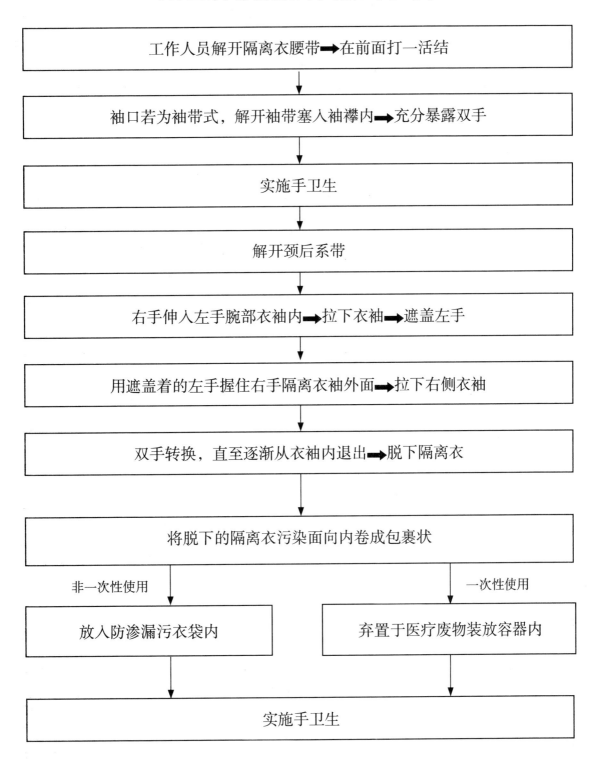

工作人员解开隔离衣腰带➡在前面打一活结

↓

袖口若为袖带式，解开袖带塞入袖襻内➡充分暴露双手

↓

实施手卫生

↓

解开颈后系带

↓

右手伸入左手腕部衣袖内➡拉下衣袖➡遮盖左手

↓

用遮盖着的左手握住右手隔离衣袖外面➡拉下右侧衣袖

↓

双手转换，直至逐渐从衣袖内退出➡脱下隔离衣

↓

将脱下的隔离衣污染面向内卷成包裹状

非一次性使用 ↓　　　　　　　　　　一次性使用 ↓

放入防渗漏污衣袋内　　　　　弃置于医疗废物装放容器内

↓　　　　　　　　　　　　　　↓

实施手卫生

12. 工作人员穿戴医用防护服流程（参考）

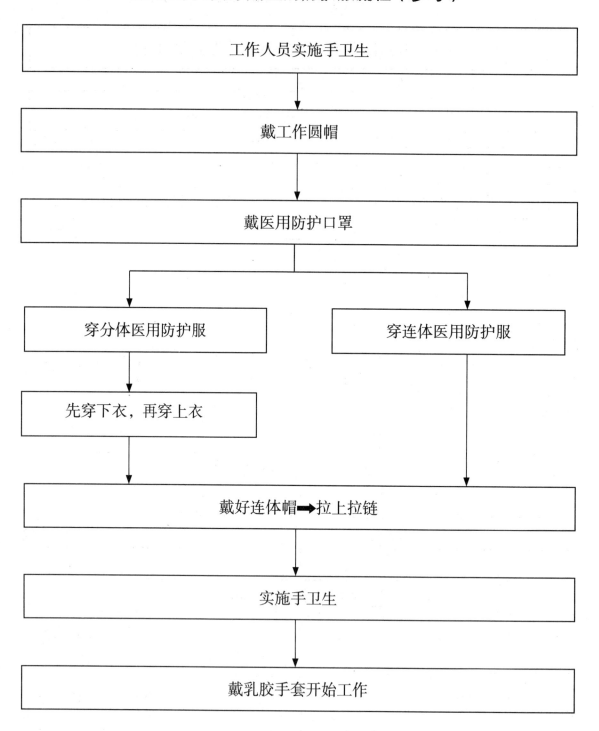

工作人员实施手卫生

↓

戴工作圆帽

↓

戴医用防护口罩

↓

穿分体医用防护服 ｜ 穿连体医用防护服

↓

先穿下衣，再穿上衣

↓

戴好连体帽➡拉上拉链

↓

实施手卫生

↓

戴乳胶手套开始工作

13. 工作人员脱医用防护服流程（参考）

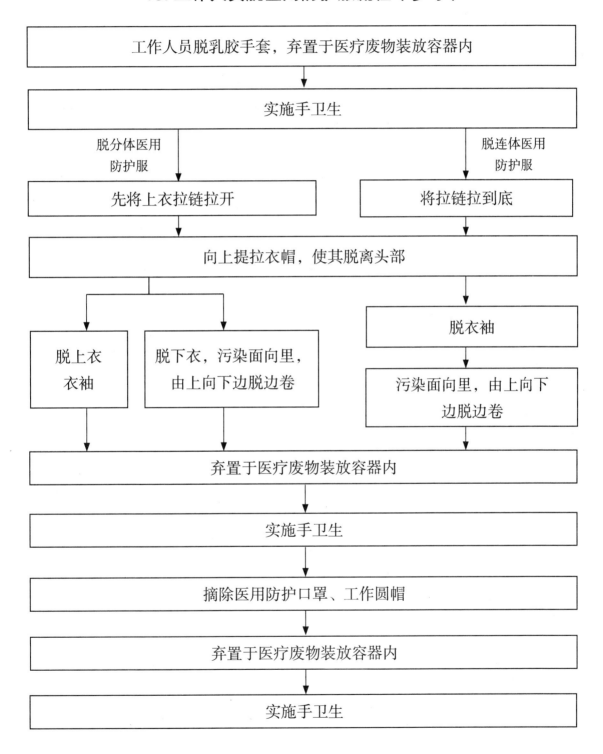

14. 隔离病区工作人员穿戴防护用品流程（参考）

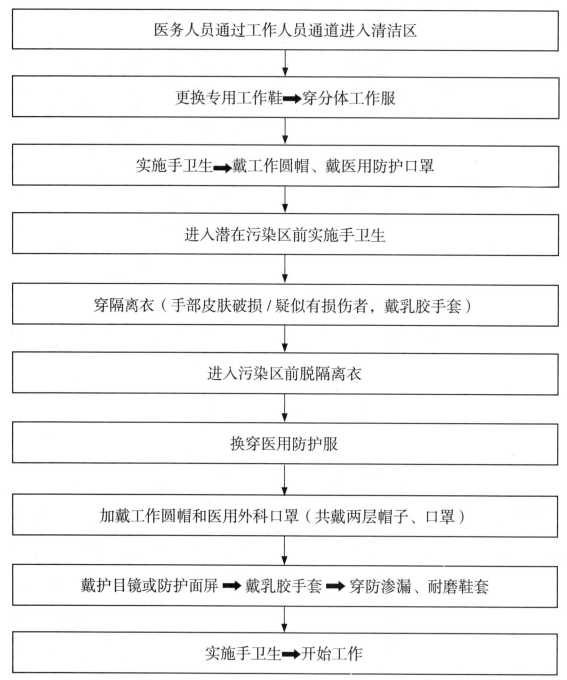

医务人员通过工作人员通道进入清洁区

↓

更换专用工作鞋 ➡ 穿分体工作服

↓

实施手卫生 ➡ 戴工作圆帽、戴医用防护口罩

↓

进入潜在污染区前实施手卫生

↓

穿隔离衣（手部皮肤破损／疑似有损伤者，戴乳胶手套）

↓

进入污染区前脱隔离衣

↓

换穿医用防护服

↓

加戴工作圆帽和医用外科口罩（共戴两层帽子、口罩）

↓

戴护目镜或防护面屏 ➡ 戴乳胶手套 ➡ 穿防渗漏、耐磨鞋套

↓

实施手卫生 ➡ 开始工作

注：必要时戴呼吸头罩，戴第二层乳胶手套。

15. 隔离病区工作人员脱防护用品流程（参考）

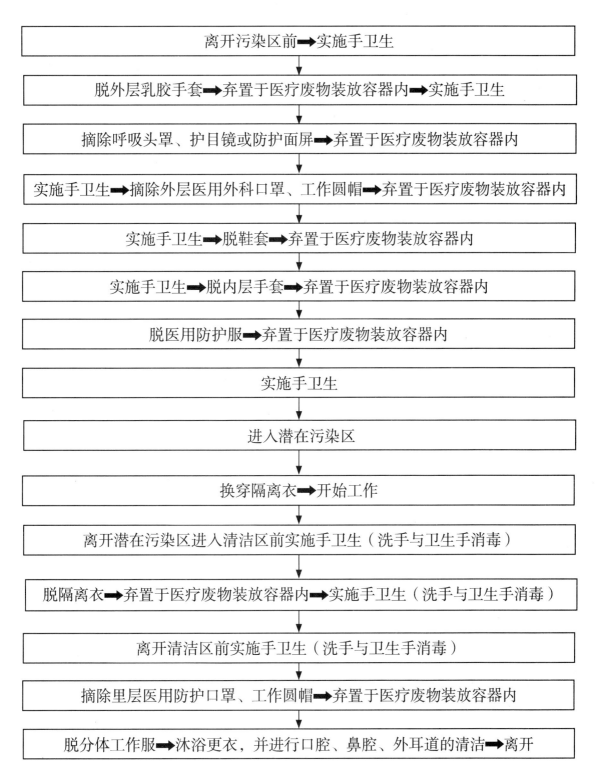

离开污染区前➡实施手卫生

脱外层乳胶手套➡弃置于医疗废物装放容器内➡实施手卫生

摘除呼吸头罩、护目镜或防护面屏➡弃置于医疗废物装放容器内

实施手卫生➡摘除外层医用外科口罩、工作圆帽➡弃置于医疗废物装放容器内

实施手卫生➡脱鞋套➡弃置于医疗废物装放容器内

实施手卫生➡脱内层手套➡弃置于医疗废物装放容器内

脱医用防护服➡弃置于医疗废物装放容器内

实施手卫生

进入潜在污染区

换穿隔离衣➡开始工作

离开潜在污染区进入清洁区前实施手卫生（洗手与卫生手消毒）

脱隔离衣➡弃置于医疗废物装放容器内➡实施手卫生（洗手与卫生手消毒）

离开清洁区前实施手卫生（洗手与卫生手消毒）

摘除里层医用防护口罩、工作圆帽➡弃置于医疗废物装放容器内

脱分体工作服➡沐浴更衣，并进行口腔、鼻腔、外耳道的清洁➡离开

16. 发热患者转运流程（参考）

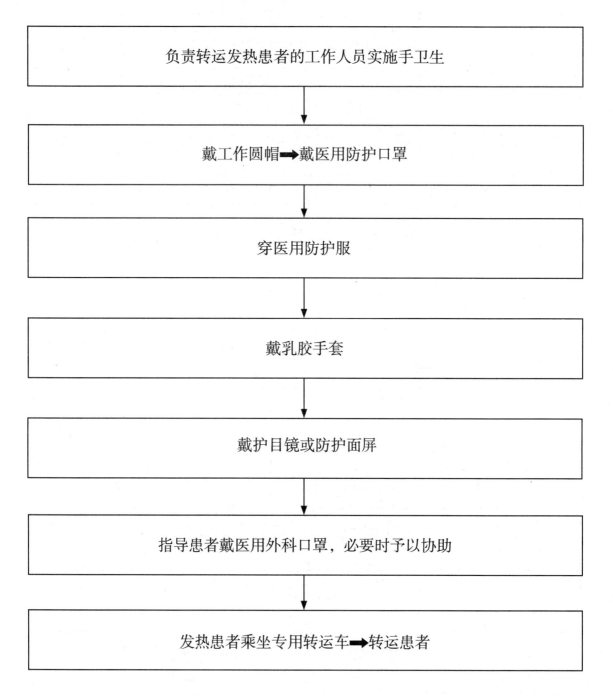

负责转运发热患者的工作人员实施手卫生

戴工作圆帽➡戴医用防护口罩

穿医用防护服

戴乳胶手套

戴护目镜或防护面屏

指导患者戴医用外科口罩，必要时予以协助

发热患者乘坐专用转运车➡转运患者

17.转运发热患者医务人员脱防护用品流程（参考）

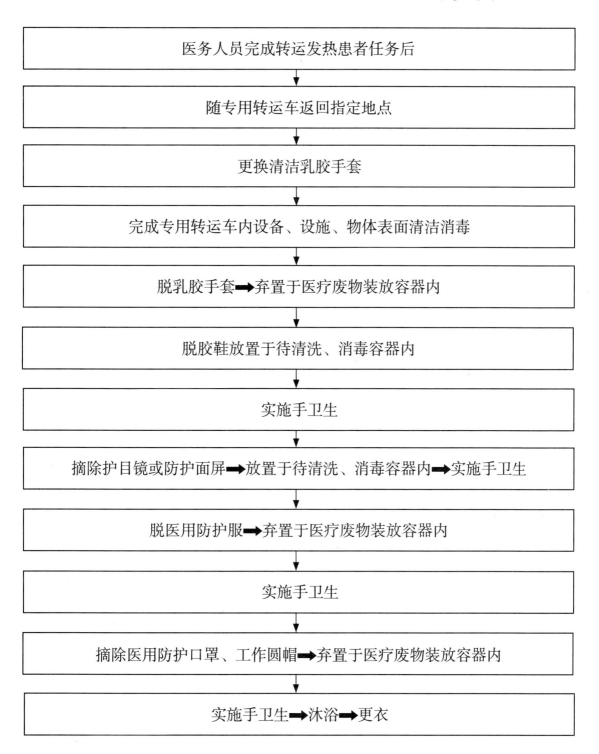

医务人员完成转运发热患者任务后

↓

随专用转运车返回指定地点

↓

更换清洁乳胶手套

↓

完成专用转运车内设备、设施、物体表面清洁消毒

↓

脱乳胶手套➡弃置于医疗废物装放容器内

↓

脱胶鞋放置于待清洗、消毒容器内

↓

实施手卫生

↓

摘除护目镜或防护面屏➡放置于待清洗、消毒容器内➡实施手卫生

↓

脱医用防护服➡弃置于医疗废物装放容器内

↓

实施手卫生

↓

摘除医用防护口罩、工作圆帽➡弃置于医疗废物装放容器内

↓

实施手卫生➡沐浴➡更衣

18. 发热患者专用转运车清洁消毒流程（参考）

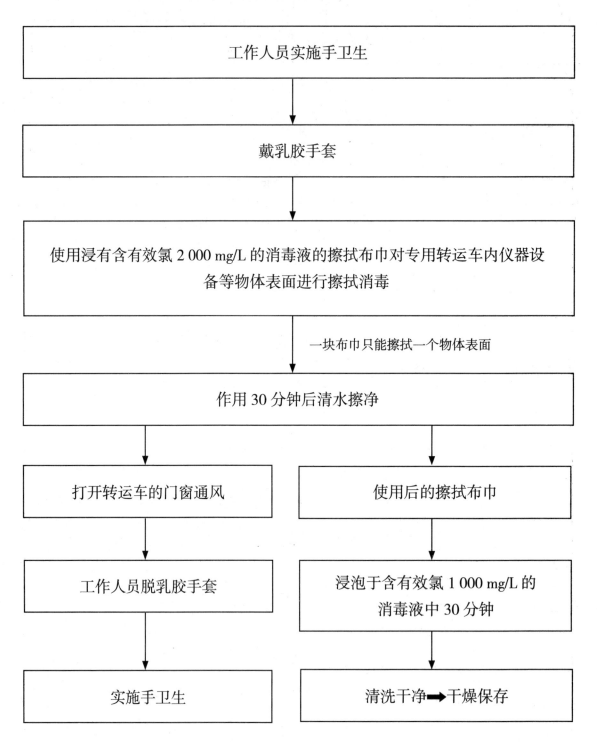

工作人员实施手卫生

戴乳胶手套

使用浸有含有效氯 2 000 mg/L 的消毒液的擦拭布巾对专用转运车内仪器设备等物体表面进行擦拭消毒

一块布巾只能擦拭一个物体表面

作用 30 分钟后清水擦净

打开转运车的门窗通风　　使用后的擦拭布巾

工作人员脱乳胶手套　　浸泡于含有效氯 1 000 mg/L 的消毒液中 30 分钟

实施手卫生　　清洗干净 ➡ 干燥保存

19. 体温计清洁消毒流程（参考）

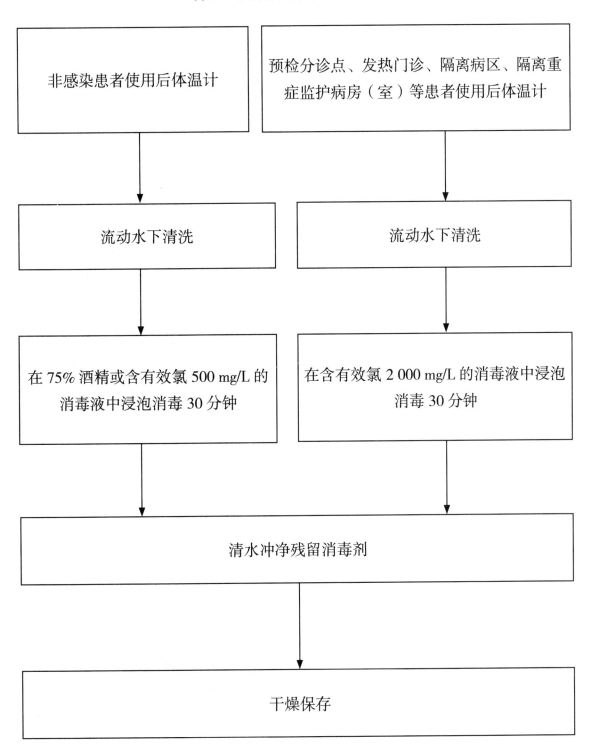

非感染患者使用后体温计	预检分诊点、发热门诊、隔离病区、隔离重症监护病房（室）等患者使用后体温计
↓	↓
流动水下清洗	流动水下清洗
↓	↓
在 75% 酒精或含有效氯 500 mg/L 的消毒液中浸泡消毒 30 分钟	在含有效氯 2 000 mg/L 的消毒液中浸泡消毒 30 分钟

清水冲净残留消毒剂

干燥保存

20. 喉镜清洁消毒流程（参考）

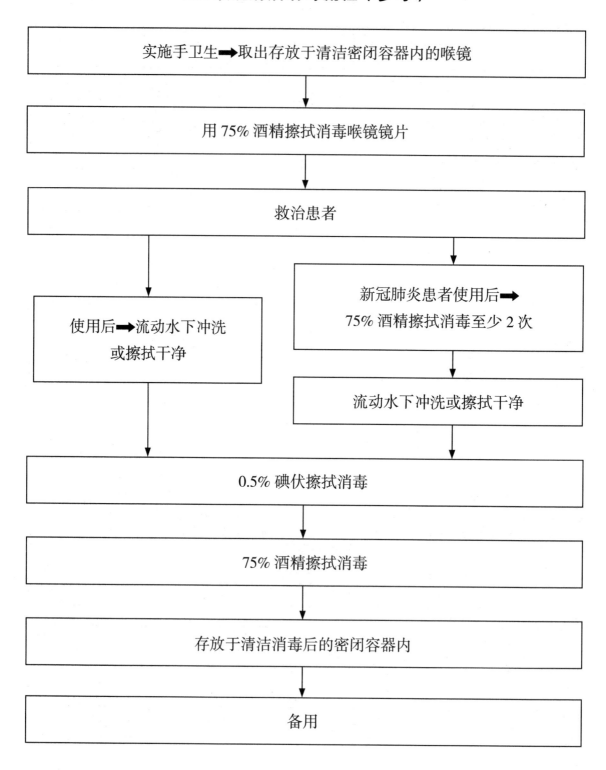

实施手卫生➡取出存放于清洁密闭容器内的喉镜

用75%酒精擦拭消毒喉镜镜片

救治患者

使用后➡流动水下冲洗或擦拭干净

新冠肺炎患者使用后➡75%酒精擦拭消毒至少2次

流动水下冲洗或擦拭干净

0.5%碘伏擦拭消毒

75%酒精擦拭消毒

存放于清洁消毒后的密闭容器内

备用

21. 使用后治疗车清洁消毒流程（参考）

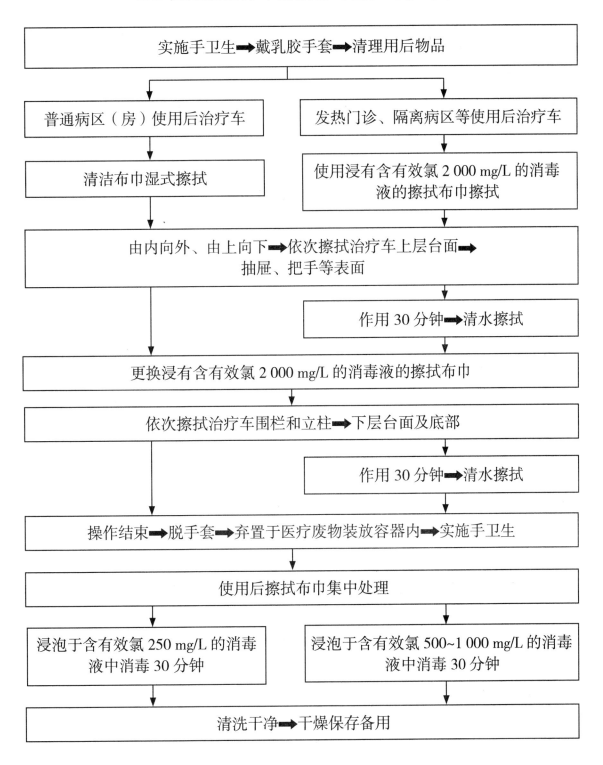

实施手卫生➡戴乳胶手套➡清理用后物品

| 普通病区（房）使用后治疗车 | 发热门诊、隔离病区等使用后治疗车 |

清洁布巾湿式擦拭

使用浸有含有效氯 2 000 mg/L 的消毒液的擦拭布巾擦拭

由内向外、由上向下➡依次擦拭治疗车上层台面➡抽屉、把手等表面

作用 30 分钟➡清水擦拭

更换浸有含有效氯 2 000 mg/L 的消毒液的擦拭布巾

依次擦拭治疗车围栏和立柱➡下层台面及底部

作用 30 分钟➡清水擦拭

操作结束➡脱手套➡弃置于医疗废物装放容器内➡实施手卫生

使用后擦拭布巾集中处理

| 浸泡于含有效氯 250 mg/L 的消毒液中消毒 30 分钟 | 浸泡于含有效氯 500~1 000 mg/L 的消毒液中消毒 30 分钟 |

清洗干净➡干燥保存备用

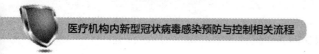

22. 重复使用护目镜或防护面屏清洗消毒流程（参考）

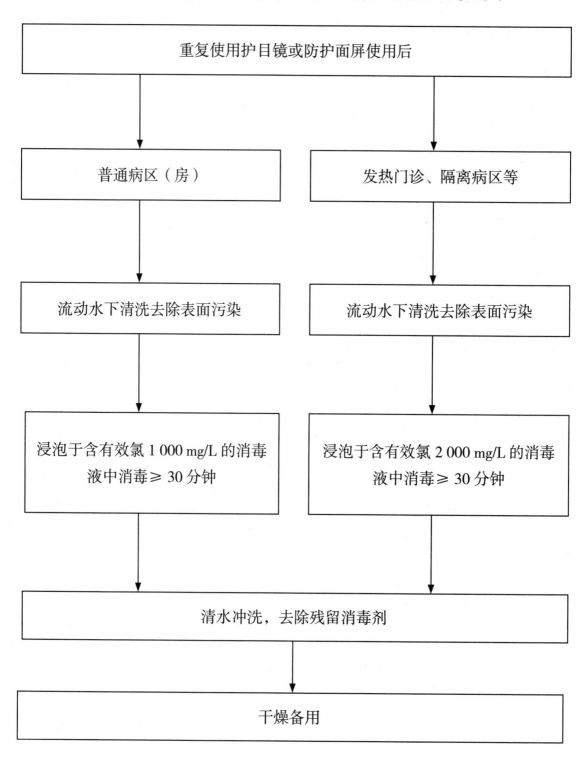

重复使用护目镜或防护面屏使用后

普通病区（房）　　　　　　发热门诊、隔离病区等

流动水下清洗去除表面污染　　　　流动水下清洗去除表面污染

浸泡于含有效氯 1 000 mg/L 的消毒液中消毒≥ 30 分钟　　　　浸泡于含有效氯 2 000 mg/L 的消毒液中消毒≥ 30 分钟

清水冲洗，去除残留消毒剂

干燥备用

23. 使用后呼吸机及附件清洁消毒流程（参考）

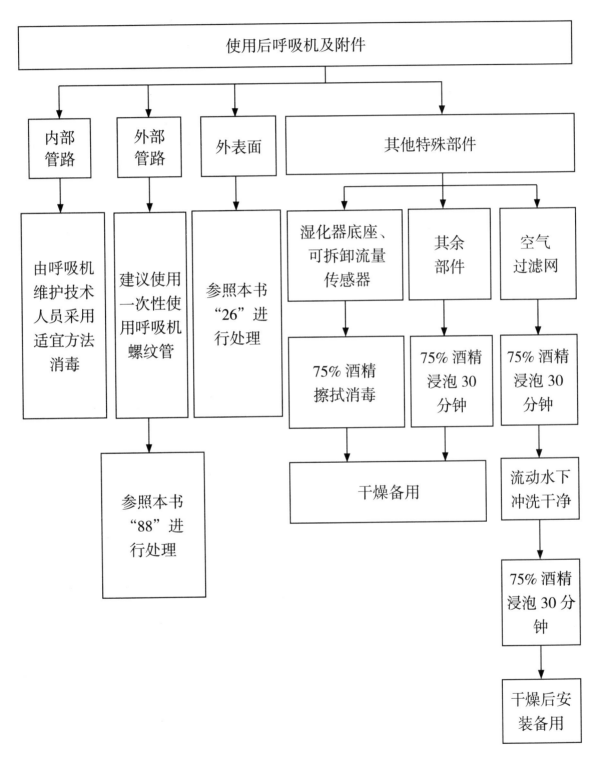

24. 科室负压吸引瓶及附件清洗消毒流程（参考）

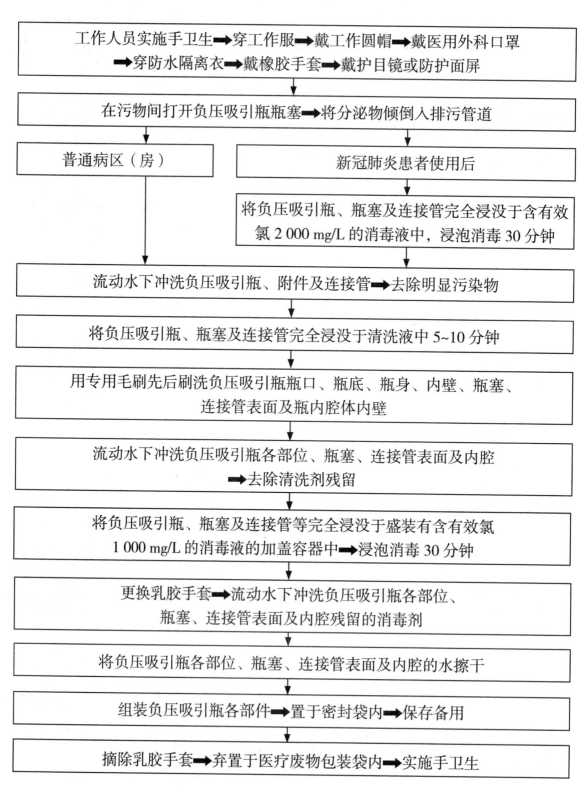

工作人员实施手卫生➡穿工作服➡戴工作圆帽➡戴医用外科口罩➡穿防水隔离衣➡戴橡胶手套➡戴护目镜或防护面屏

在污物间打开负压吸引瓶瓶塞➡将分泌物倾倒入排污管道

普通病区（房）

新冠肺炎患者使用后

将负压吸引瓶、瓶塞及连接管完全浸没于含有效氯 2 000 mg/L 的消毒液中，浸泡消毒 30 分钟

流动水下冲洗负压吸引瓶、附件及连接管➡去除明显污染物

将负压吸引瓶、瓶塞及连接管完全浸没于清洗液中 5~10 分钟

用专用毛刷先后刷洗负压吸引瓶瓶口、瓶底、瓶身、内壁、瓶塞、连接管表面及瓶内腔体内壁

流动水下冲洗负压吸引瓶各部位、瓶塞、连接管表面及内腔➡去除清洗剂残留

将负压吸引瓶、瓶塞及连接管等完全浸没于盛装有含有效氯 1 000 mg/L 的消毒液的加盖容器中➡浸泡消毒 30 分钟

更换乳胶手套➡流动水下冲洗负压吸引瓶各部位、瓶塞、连接管表面及内腔残留的消毒剂

将负压吸引瓶各部位、瓶塞、连接管表面及内腔的水擦干

组装负压吸引瓶各部件➡置于密封袋内➡保存备用

摘除乳胶手套➡弃置于医疗废物包装袋内➡实施手卫生

25. 空气消毒流程（参考）

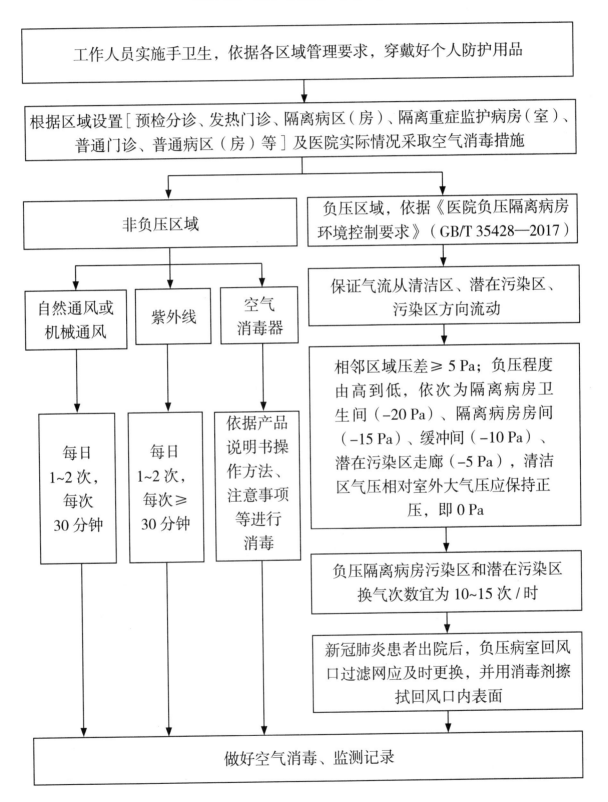

工作人员实施手卫生，依据各区域管理要求，穿戴好个人防护用品

根据区域设置［预检分诊、发热门诊、隔离病区（房）、隔离重症监护病房（室）、普通门诊、普通病区（房）等］及医院实际情况采取空气消毒措施

非负压区域

负压区域，依据《医院负压隔离病房环境控制要求》（GB/T 35428—2017）

自然通风或机械通风

紫外线

空气消毒器

保证气流从清洁区、潜在污染区、污染区方向流动

相邻区域压差 ≥ 5 Pa；负压程度由高到低，依次为隔离病房卫生间（−20 Pa）、隔离病房房间（−15 Pa）、缓冲间（−10 Pa）、潜在污染区走廊（−5 Pa），清洁区气压相对室外大气压应保持正压，即 0 Pa

每日1~2次，每次30分钟

每日1~2次，每次 ≥ 30分钟

依据产品说明书操作方法、注意事项等进行消毒

负压隔离病房污染区和潜在污染区换气次数宜为 10~15 次／时

新冠肺炎患者出院后，负压病室回风口过滤网应及时更换，并用消毒剂擦拭回风口内表面

做好空气消毒、监测记录

26. 环境、物体表面清洁消毒流程（参考）

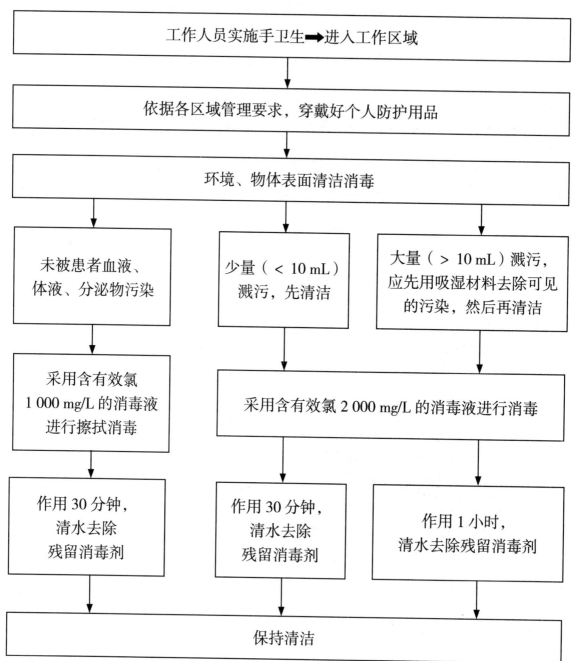

注：1. 一块擦拭布巾只能擦拭一个物体表面；

2. 消毒剂使用方法参照产品使用说明书。

27. 重复使用擦拭布巾清洗消毒流程（参考）

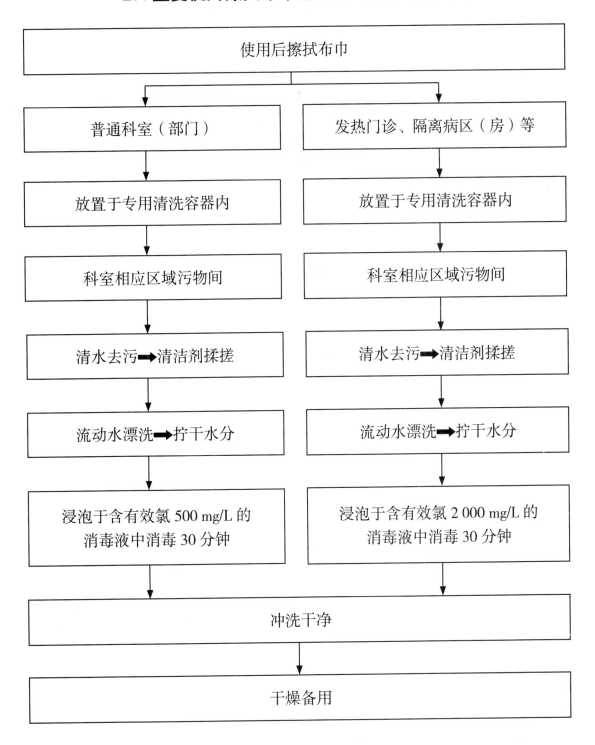

28. 重复使用地巾清洗消毒流程（参考）

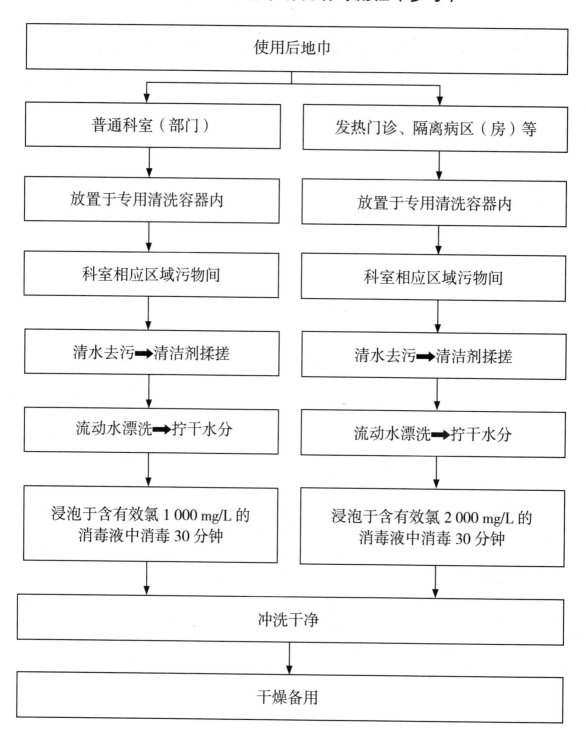

使用后地巾

普通科室（部门）　　　　　发热门诊、隔离病区（房）等

放置于专用清洗容器内　　　　放置于专用清洗容器内

科室相应区域污物间　　　　　科室相应区域污物间

清水去污➡清洁剂揉搓　　　　清水去污➡清洁剂揉搓

流动水漂洗➡拧干水分　　　　流动水漂洗➡拧干水分

浸泡于含有效氯 1 000 mg/L 的消毒液中消毒 30 分钟　　　　浸泡于含有效氯 2 000 mg/L 的消毒液中消毒 30 分钟

冲洗干净

干燥备用

29. 使用后医用织物收集、交接、转运流程（参考）

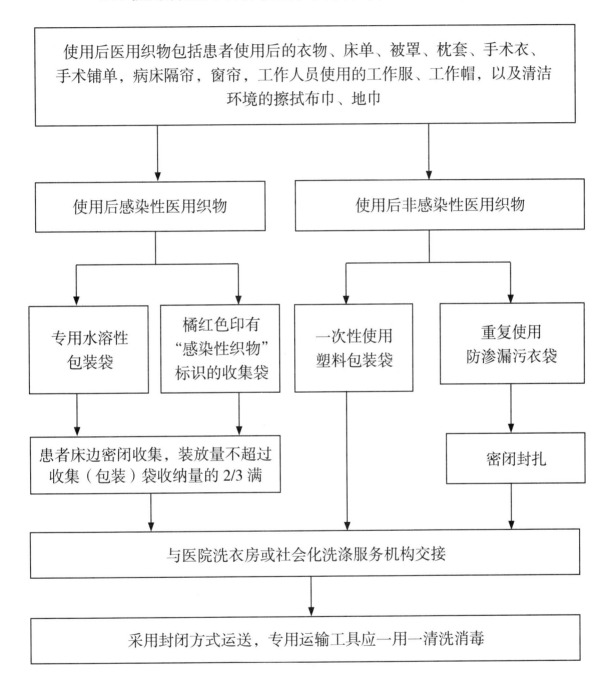

30. 使用后感染性医用织物洗涤流程（参考）

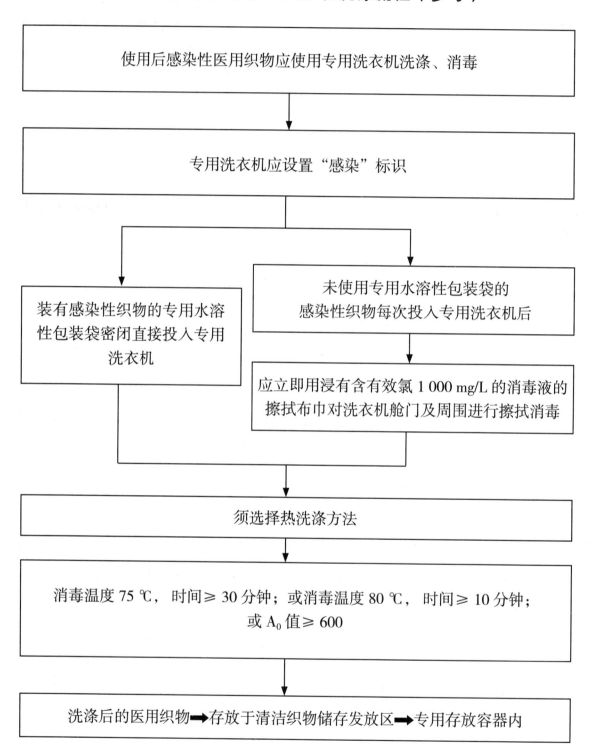

使用后感染性医用织物应使用专用洗衣机洗涤、消毒

专用洗衣机应设置"感染"标识

装有感染性织物的专用水溶性包装袋密闭直接投入专用洗衣机

未使用专用水溶性包装袋的感染性织物每次投入专用洗衣机后

应立即用浸有含有效氯 1 000 mg/L 的消毒液的擦拭布巾对洗衣机舱门及周围进行擦拭消毒

须选择热洗涤方法

消毒温度 75 ℃，时间 ≥ 30 分钟；或消毒温度 80 ℃，时间 ≥ 10 分钟；或 A_0 值 ≥ 600

洗涤后的医用织物➡存放于清洁织物储存发放区➡专用存放容器内

31. 含氯消毒剂配制方法及流程（参考）

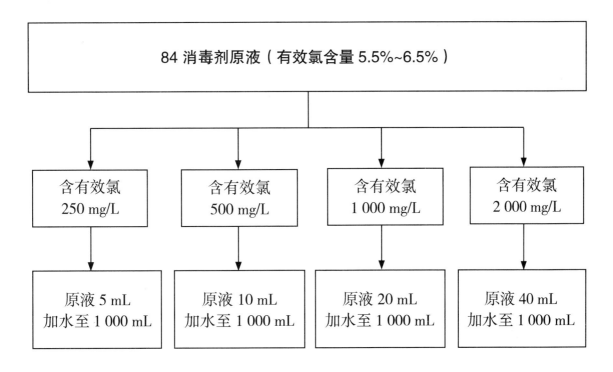

84 消毒剂原液（有效氯含量 5.5%~6.5%）

含有效氯 250 mg/L	含有效氯 500 mg/L	含有效氯 1 000 mg/L	含有效氯 2 000 mg/L
原液 5 mL 加水至 1 000 mL	原液 10 mL 加水至 1 000 mL	原液 20 mL 加水至 1 000 mL	原液 40 mL 加水至 1 000 mL

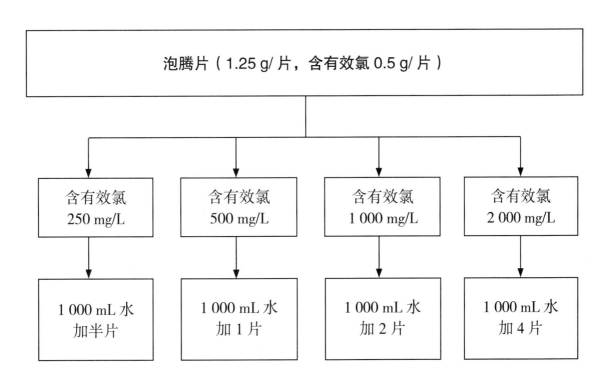

泡腾片（1.25 g/ 片，含有效氯 0.5 g/ 片）

含有效氯 250 mg/L	含有效氯 500 mg/L	含有效氯 1 000 mg/L	含有效氯 2 000 mg/L
1 000 mL 水 加半片	1 000 mL 水 加 1 片	1 000 mL 水 加 2 片	1 000 mL 水 加 4 片

急诊感染防控流程

32. 急诊检诊（预检）分诊流程（参考）

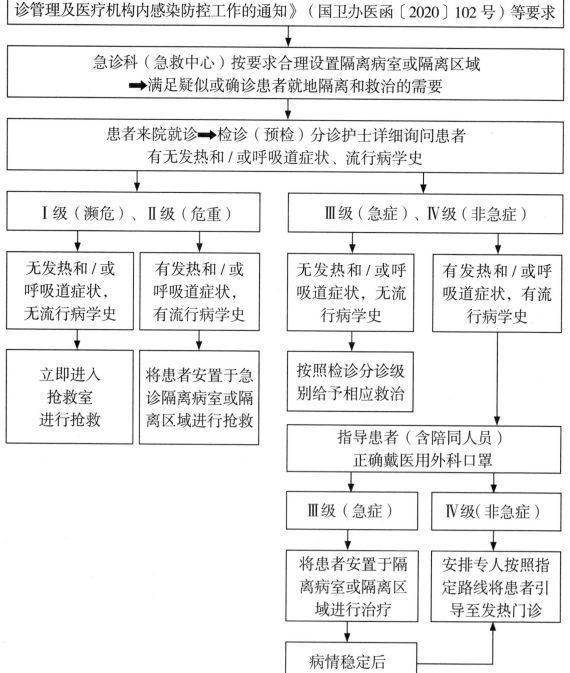

严格落实《医疗机构传染病预检分诊管理办法》（中华人民共和国卫生部令第41号，2005.2.28）、《国家卫生健康委办公厅关于加强重点地区重点医院发热门诊管理及医疗机构内感染防控工作的通知》（国卫办医函〔2020〕102号）等要求

急诊科（急救中心）按要求合理设置隔离病室或隔离区域 ➡满足疑似或确诊患者就地隔离和救治的需要

患者来院就诊➡检诊（预检）分诊护士详细询问患者有无发热和/或呼吸道症状、流行病学史

Ⅰ级（濒危）、Ⅱ级（危重）

Ⅲ级（急症）、Ⅳ级（非急症）

无发热和/或呼吸道症状，无流行病学史

有发热和/或呼吸道症状，有流行病学史

无发热和/或呼吸道症状，无流行病学史

有发热和/或呼吸道症状，有流行病学史

立即进入抢救室进行抢救

将患者安置于急诊隔离病室或隔离区域进行抢救

按照检诊分诊级别给予相应救治

指导患者（含陪同人员）正确戴医用外科口罩

Ⅲ级（急症）

Ⅳ级（非急症）

将患者安置于隔离病室或隔离区域进行治疗

安排专人按照指定路线将患者引导至发热门诊

病情稳定后

33. 急诊检诊（预检）分诊医务人员着装流程（参考）

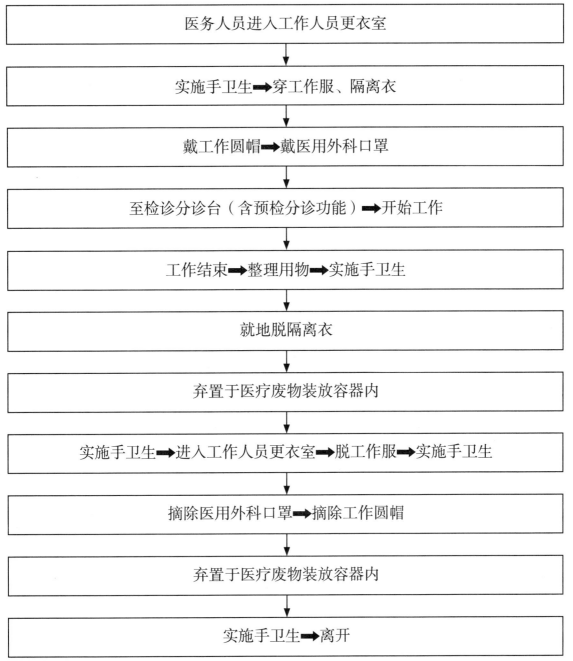

医务人员进入工作人员更衣室

↓

实施手卫生➡穿工作服、隔离衣

↓

戴工作圆帽➡戴医用外科口罩

↓

至检诊分诊台（含预检分诊功能）➡开始工作

↓

工作结束➡整理用物➡实施手卫生

↓

就地脱隔离衣

↓

弃置于医疗废物装放容器内

↓

实施手卫生➡进入工作人员更衣室➡脱工作服➡实施手卫生

↓

摘除医用外科口罩➡摘除工作圆帽

↓

弃置于医疗废物装放容器内

↓

实施手卫生➡离开

注：急诊检诊（预检）分诊医护人员可使用手套，须正确佩戴和脱摘，注意及时更换手套。禁止戴手套离开诊疗区域。戴手套不能取代手卫生。

34. 急诊院前急救感染防控流程（参考）

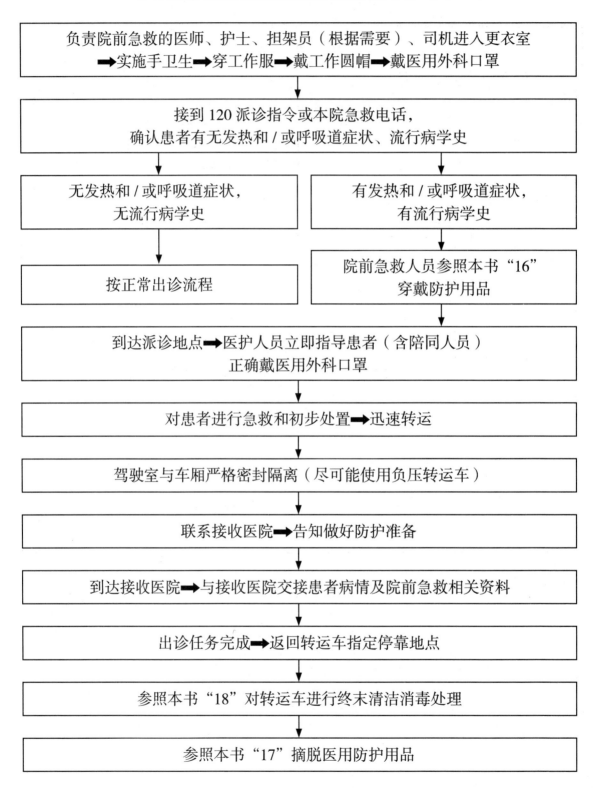

负责院前急救的医师、护士、担架员（根据需要）、司机进入更衣室
➡实施手卫生➡穿工作服➡戴工作圆帽➡戴医用外科口罩

接到 120 派诊指令或本院急救电话，
确认患者有无发热和／或呼吸道症状、流行病学史

无发热和／或呼吸道症状，
无流行病学史

有发热和／或呼吸道症状，
有流行病学史

按正常出诊流程

院前急救人员参照本书"16"
穿戴防护用品

到达派诊地点➡医护人员立即指导患者（含陪同人员）
正确戴医用外科口罩

对患者进行急救和初步处置➡迅速转运

驾驶室与车厢严格密封隔离（尽可能使用负压转运车）

联系接收医院➡告知做好防护准备

到达接收医院➡与接收医院交接患者病情及院前急救相关资料

出诊任务完成➡返回转运车指定停靠地点

参照本书"18"对转运车进行终末清洁消毒处理

参照本书"17"摘脱医用防护用品

35. 急诊抢救室感染防控流程（参考）

按照《国家卫生健康委办公厅关于印发医疗机构内新型冠状病毒感染预防与控制技术指南（第一版）的通知》（国卫办医函〔2020〕65号）等要求，急诊科合理设置隔离区域，满足疑似或确诊患者就地隔离和救治的需要。急诊抢救室固定护士，实施24小时值班制

↓

急诊抢救室医护人员进入工作人员更衣室➡实施手卫生

↓

穿工作服，戴工作圆帽、医用外科口罩，视情况加穿隔离衣或加穿（戴）医用防护用品➡进入急诊抢救室

↓

医护人员详细询问患者（已按要求规范佩戴医用外科口罩）有无发热和/或呼吸道症状、流行病学史等相关信息，测量生命体征（体温、脉搏、呼吸、血压等）

有发热和/或呼吸道症状，有流行病学史	无发热和/或呼吸道症状，无流行病学史
↓	↓
立即将患者转入隔离单间或隔离区域	按照急诊患者分诊级别给予相应救治

↓

紧急抢救濒危患者➡立即行急诊医学检验、医学影像学检查➡根据患者病情，请相应专科医师进行急会诊

↓

诊断明确后，转运至本院隔离病区或隔离重症监护病房（室）或联系就近的定点医院，安排负压救护车转运患者

↓

隔离单间或隔离区域物体表面、地面、空气等按要求处理

↓

医护人员参照本书"15"脱防护用品

36. 急诊创伤处置室感染防控流程（参考）

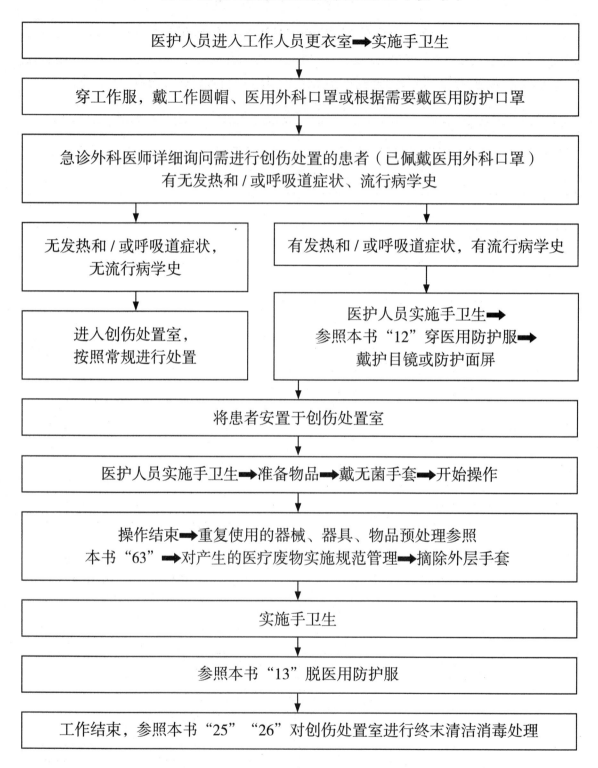

医护人员进入工作人员更衣室➡实施手卫生

穿工作服，戴工作圆帽、医用外科口罩或根据需要戴医用防护口罩

急诊外科医师详细询问需进行创伤处置的患者（已佩戴医用外科口罩）
有无发热和／或呼吸道症状、流行病学史

无发热和／或呼吸道症状，
无流行病学史

有发热和／或呼吸道症状，有流行病学史

进入创伤处置室，
按照常规进行处置

医护人员实施手卫生➡
参照本书"12"穿医用防护服➡
戴护目镜或防护面屏

将患者安置于创伤处置室

医护人员实施手卫生➡准备物品➡戴无菌手套➡开始操作

操作结束➡重复使用的器械、器具、物品预处理参照
本书"63"➡对产生的医疗废物实施规范管理➡摘除外层手套

实施手卫生

参照本书"13"脱医用防护服

工作结束，参照本书"25""26"对创伤处置室进行终末清洁消毒处理

门诊感染防控流程

37. 门诊分诊感染防控流程（参考）

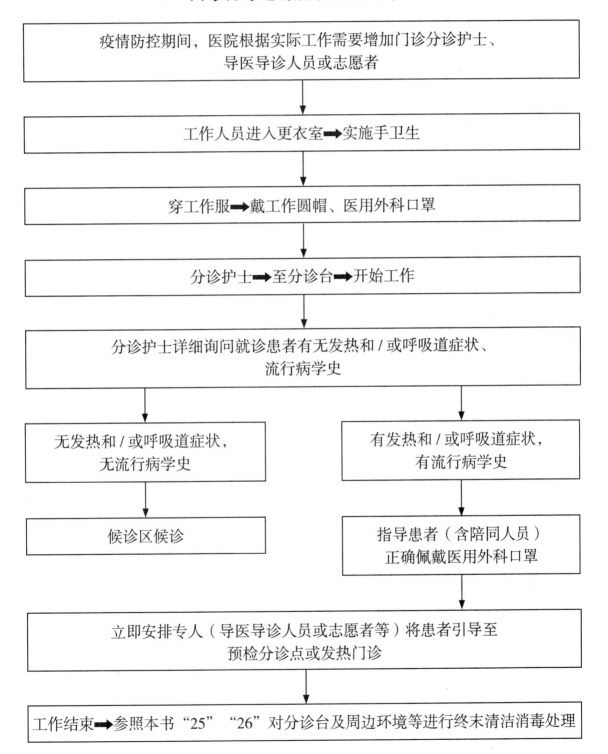

疫情防控期间，医院根据实际工作需要增加门诊分诊护士、导医导诊人员或志愿者

工作人员进入更衣室➡实施手卫生

穿工作服➡戴工作圆帽、医用外科口罩

分诊护士➡至分诊台➡开始工作

分诊护士详细询问就诊患者有无发热和/或呼吸道症状、流行病学史

无发热和/或呼吸道症状，无流行病学史

有发热和/或呼吸道症状，有流行病学史

候诊区候诊

指导患者（含陪同人员）正确佩戴医用外科口罩

立即安排专人（导医导诊人员或志愿者等）将患者引导至预检分诊点或发热门诊

工作结束➡参照本书"25""26"对分诊台及周边环境等进行终末清洁消毒处理

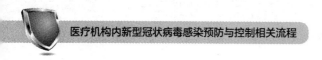

38.门诊分诊护士、导医导诊人员感染防控流程（参考）

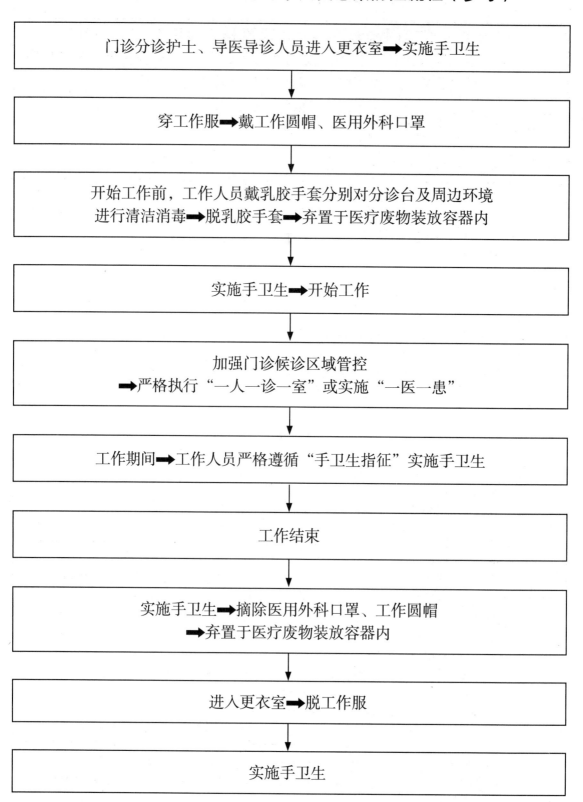

门诊分诊护士、导医导诊人员进入更衣室➡实施手卫生

穿工作服➡戴工作圆帽、医用外科口罩

开始工作前，工作人员戴乳胶手套分别对分诊台及周边环境
进行清洁消毒➡脱乳胶手套➡弃置于医疗废物装放容器内

实施手卫生➡开始工作

加强门诊候诊区域管控
➡严格执行"一人一诊一室"或实施"一医一患"

工作期间➡工作人员严格遵循"手卫生指征"实施手卫生

工作结束

实施手卫生➡摘除医用外科口罩、工作圆帽
➡弃置于医疗废物装放容器内

进入更衣室➡脱工作服

实施手卫生

39. 门诊候诊患者感染防控流程（参考）

严格按照《关于做好应对 2020 年春节假期后就诊高峰工作的通知》（国卫办医函〔2020〕86 号）等要求对全部来院人员进行体温检测，严格管控门诊候诊区域

疫情防控期间，结合实际增加门诊分诊护士、导医导诊人员或志愿者，实行弹性排班制

通过设置新冠肺炎相关防控知识宣传专栏或电子显示屏等对候诊患者进行宣教，提升其疫情防控意识

严格控制诊间加号，引导患者错峰就诊，优先安排预约诊疗患者就诊

指导候诊患者（含陪同人员）正确佩戴口罩，按序候诊

候诊患者若突发心慌、胸闷等不适，立即优先安排就诊或转急诊科

候诊过程中，工作人员主动询问候诊患者有无发热和 / 或呼吸道症状、流行病学史

| 无发热和 / 或呼吸道症状，无流行病学史 | 有发热和 / 或呼吸道症状，有流行病学史 |

候诊区候诊

指导患者（含陪同人员）正确佩戴医用外科口罩

严格执行"一人一诊一室"或实施"一医一患"

由导医导诊人员或志愿者将患者引导至预检分诊点或发热门诊

当患者分泌物、排泄物、呕吐物等污染地面或物体表面时，参照本书"26"进行清洁消毒处理

工作结束➡参照本书"25""26"对候诊区及周边环境等进行终末清洁消毒处理

40.门诊诊室感染防控流程（参考）

严格按照《关于做好应对 2020 年春节假期后就诊高峰工作的通知》
（国卫办医函〔2020〕86 号）等要求，加强门诊诊室感染防控

门诊值班医师进入更衣室 ➡ 实施手卫生

穿工作服 ➡ 戴工作圆帽、医用外科口罩

由分诊护士或导医导诊人员引导患者有序候诊
➡优先安排预约诊疗患者就诊

严格执行"一人一诊一室"或实施"一医一患"

疫情期间，对于符合条件的慢性病、老年病患者，
处方用量可以适当延长，减少患者来院就诊次数

值班医师详细询问就诊患者
有无发热和 / 或呼吸道症状、流行病学史

| 无发热和 / 或呼吸道症状，
无流行病学史 | 有发热和 / 或呼吸道症状，
有流行病学史 |

| 按常规就诊流程诊治 | 指导患者（含陪同人员）
正确佩戴医用外科口罩 |

安排专人将患者引导至
预检分诊点或发热门诊

工作结束 ➡ 参照本书"25""26"对诊室物体表面及环境等进行终末清洁消毒处理

41. 门诊值班医师感染防控流程（参考）

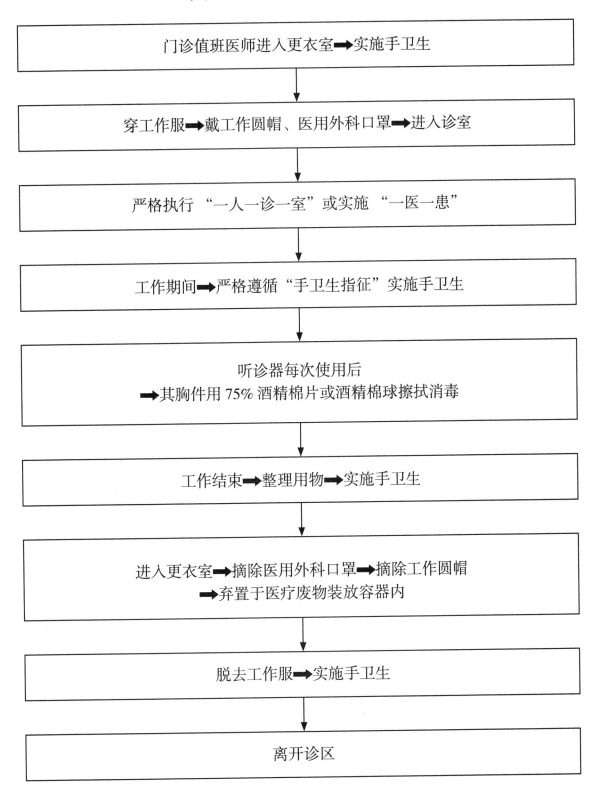

门诊值班医师进入更衣室➡实施手卫生

穿工作服➡戴工作圆帽、医用外科口罩➡进入诊室

严格执行"一人一诊一室"或实施"一医一患"

工作期间➡严格遵循"手卫生指征"实施手卫生

听诊器每次使用后
➡其胸件用75%酒精棉片或酒精棉球擦拭消毒

工作结束➡整理用物➡实施手卫生

进入更衣室➡摘除医用外科口罩➡摘除工作圆帽
➡弃置于医疗废物装放容器内

脱去工作服➡实施手卫生

离开诊区

42. 呼吸内科门诊感染防控流程（参考）

疫情防控期间，结合实际增加呼吸内科门诊医师、分诊护士等

工作人员进入更衣室➡实施手卫生
➡穿工作服➡戴工作圆帽、医用外科口罩

开始工作

严格控制诊间加号，引导患者错峰就诊，优先安排预约诊疗患者就诊

工作人员指导候诊患者（含陪同人员）正确佩戴口罩，按序候诊

询问患者有无发热和/或呼吸道症状、流行病学史

无发热和/或呼吸道症状，无流行病学史

候诊区候诊

严格管控候诊区域➡
认真执行"一人一诊一室"或实施"一医一患"

对符合条件的慢性病、老年病患者处方量可以
适当延长，减少患者来院次数

工作期间➡严格遵循"手卫生指征"实施手卫生

听诊器每次使用后➡
其胸件用75%酒精棉片或酒精棉球擦拭

工作结束➡参照本书"25""26"对分诊台及周边环境进行终末清洁消毒处理

有发热和/或呼吸道症状，
有流行病学史

由导医导诊人员或志愿者
将患者引导至预检分诊点
或发热门诊

43. 儿科门诊感染防控流程（参考）

严格按照《关于做好儿童和孕产妇新型冠状病毒感染的肺炎疫情防控工作的通知》（肺炎机制发〔2020〕17号）等要求，做好儿科门诊发热患儿筛查等工作

分区域设置普通儿童门诊（诊室）和发热诊室

疫情防控期间，结合实际增加儿科门诊医师、分诊护士、导医导诊人员等

工作人员进入更衣室➡实施手卫生
➡穿工作服➡戴工作圆帽、医用外科口罩

开始工作

严格控制诊间加号➡指导患儿（家长）错峰就诊
➡优先安排预约诊疗患儿就诊

分诊护士或导医导诊人员指导候诊患儿（家长）正确佩戴口罩➡按序候诊
➡询问患儿有无发热和/或呼吸道症状、流行病学史

无发热和/或呼吸道症状，
无流行病学史

候诊区候诊

严格管控候诊区域，认真执行
"一人一诊一室"或实施"一医一患"

工作期间➡严格遵循"手卫生指征"
实施手卫生

听诊器每次使用后➡其胸件
用75%酒精棉片或酒精棉球擦拭

有发热和/或呼吸道症状，
有流行病学史

由分诊护士或导医导诊人员
将患儿（家长）引导至发热诊室

工作结束➡参照本书"25""26"对分诊台及周边环境进行终末清洁消毒处理

44.口腔科门诊医务人员感染防控流程（参考）

按照《河南省卫生健康委关于规范新型冠状病毒感染的肺炎疫情防控期间口腔诊疗工作的通知》（豫卫医函〔2020〕16号）要求，疫情防控期间只提供必要的口腔急诊诊疗服务

医护人员实施手卫生➡戴工作圆帽➡戴医用防护口罩➡穿医用防护服➡戴护目镜或防护面屏➡戴乳胶手套

严格执行"一人一诊一室"或实施"一医一患"

对每位急诊就诊患者进行体温测量➡详细询问就诊患者有无发热和/或呼吸道症状、流行病学史

无发热和/或呼吸道症状，无流行病学史	有发热和/或呼吸道症状，有流行病学史
按常规诊疗操作	指导患者（含陪同人员）正确佩戴医用外科口罩

急诊诊疗操作结束

安排专人将患者引导至预检分诊点或发热门诊

重复使用的口腔科诊疗器械、器具、物品参照本书"63"进行预处理

➡

由消毒供应中心（CSSD）统一回收处理

➡

医护人员参照本书"15"依次摘脱防护用品➡弃置于医疗废物装放容器内➡实施手卫生

保洁人员穿隔离衣，戴工作圆帽、医用外科口罩、乳胶手套，对牙椅、物体表面及周边环境进行终末清洁消毒

诊室牙椅、物体表面用浸有含有效氯2 000 mg/L的消毒液的擦拭布巾擦拭（一块擦拭布巾只能擦拭一个物体表面），作用30分钟后，使用清水擦拭干净

诊室开窗通风30分钟后，关闭门窗，用空气消毒器或紫外线进行空气消毒

45. 产科门诊感染防控流程（参考）

认真落实《关于做好儿童和孕产妇新型冠状病毒感染的肺炎疫情防控工作的通知》（肺炎机制发〔2020〕17 号）等要求，强化产科门诊 / 围产期保健门诊感染防控

结合实际为产科门诊等设置独立进出通道，必要时适当调整产检时间

工作人员进入更衣室 ➡ 实施手卫生 ➡ 穿工作服 ➡ 戴工作圆帽、医用外科口罩

开始工作

严格控制诊间加号，指导孕产妇错峰就诊，优先安排预约孕产妇就诊

详细询问孕产妇有无发热和 / 或呼吸道症状、流行病学史

无发热和 / 或呼吸道症状，无流行病学史

有发热和 / 或呼吸道症状，有流行病学史

候诊区候诊 ➡ 严格执行"一人一诊一室"或实施"一医一患"

利用宣传专栏、电子显示屏等对孕产妇开展疫情防控知识宣教，积极开展"线上问诊"等互联网服务在线咨询及指导，避免人员聚集

安排专人将孕产妇（含陪同人员）引导至预检分诊点或发热门诊

工作期间严格遵循"手卫生指征"实施手卫生

工作结束，参照本书"25""26"对分诊台及周边环境等进行终末清洁消毒处理

普通病区（房）感染防控流程

46.呼吸内科病区感染防控流程（参考）

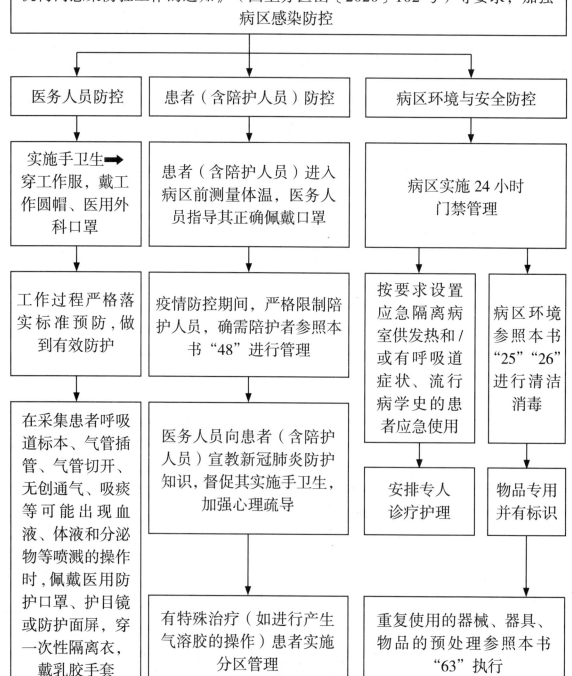

按照《国家卫生健康委办公厅关于加强重点地区重点医院发热门诊管理及医疗机构内感染防控工作的通知》（国卫办医函〔2020〕102号）等要求，加强病区感染防控

| 医务人员防控 | 患者（含陪护人员）防控 | 病区环境与安全防控 |

医务人员防控：
- 实施手卫生➡穿工作服，戴工作圆帽、医用外科口罩
- 工作过程严格落实标准预防，做到有效防护
- 在采集患者呼吸道标本、气管插管、气管切开、无创通气、吸痰等可能出现血液、体液和分泌物等喷溅的操作时，佩戴医用防护口罩、护目镜或防护面屏，穿一次性隔离衣，戴乳胶手套

患者（含陪护人员）防控：
- 患者（含陪护人员）进入病区前测量体温，医务人员指导其正确佩戴口罩
- 疫情防控期间，严格限制陪护人员，确需陪护者参照本书"48"进行管理
- 医务人员向患者（含陪护人员）宣教新冠肺炎防护知识，督促其实施手卫生，加强心理疏导
- 有特殊治疗（如进行产生气溶胶的操作）患者实施分区管理

病区环境与安全防控：
- 病区实施24小时门禁管理
- 按要求设置应急隔离病室供发热和/或有呼吸道症状、流行病学史的患者应急使用 → 安排专人诊疗护理
- 病区环境参照本书"25""26"进行清洁消毒 → 物品专用并有标识
- 重复使用的器械、器具、物品的预处理参照本书"63"执行

47. 普通病区发热 / 呼吸道症状患者感染防控流程（参考）

按照《国家卫生健康委办公厅关于加强重点地区重点医院发热门诊管理及医疗机构内感染防控工作的通知》（国卫办医函〔2020〕102号）等要求，加强病区感染防控

↓

普通病区实施 24 小时门禁管理，按要求设置应急隔离病室

↓

医务人员进入更衣室 ➡ 实施手卫生 ➡ 穿工作服，戴工作圆帽、医用外科口罩

↓

医务人员要提高敏感性，及时观察患者生命体征变化及症状（发热、乏力、干咳等）➡ 进一步询问流行病学史

↓

患者有发热和 / 或呼吸道症状，有流行病学史

↓

指导患者（含陪护人员）正确佩戴医用外科口罩 ➡
立即将患者转入隔离病室，实施单人单间隔离

↓

医务人员实施手卫生 ➡ 戴工作圆帽、医用防护口罩，穿隔离衣，戴乳胶手套（根据需要穿医用防护服，戴护目镜或防护面屏），实施专人诊疗护理

↓ ↓

| 分别上报医务科（处）、护理部、疾控科、感控科 | 进行实验室检测和影像学检查 |

↓

根据需要组织专家会诊

↓ ↓

| 排除疑似病例 | 疑似病例 |

↓

转至隔离病区或定点医院治疗

↓

患者离院后，参照本书"25""26""52"对床单元、环境及物体表面、地面、空气实施终末清洁消毒

↓

实施常规诊疗护理

48. 普通病区陪护/探视管理感染防控流程（参考）

疫情防控期间，原则上不探视，严格限制陪护/探视人数和探视时间

确需留陪护者，由医师根据患者病情及生活自理能力
➡在长期医嘱中开具陪护医嘱

每位患者限 1 名固定陪护人员

值班医务人员指导陪护/探视人员正确佩戴口罩

陪护/探视人员进入病区前均须测量体温，医护人员详细询问有无发热和/或呼吸道症状、流行病学史

有发热和/或呼吸道症状，有流行病学史	无发热和/或呼吸道症状，无流行病学史
安排专人按照指定路线引导陪护/探视人员至预检分诊点或发热门诊	发放一次性陪护证，凭陪护证出入

做好陪护/探视人员
个人信息登记

医护人员向陪护/探视人员宣教新冠肺炎防护知识，并督促其做好手卫生

49.普通病区医护人员接诊感染防控流程（参考）

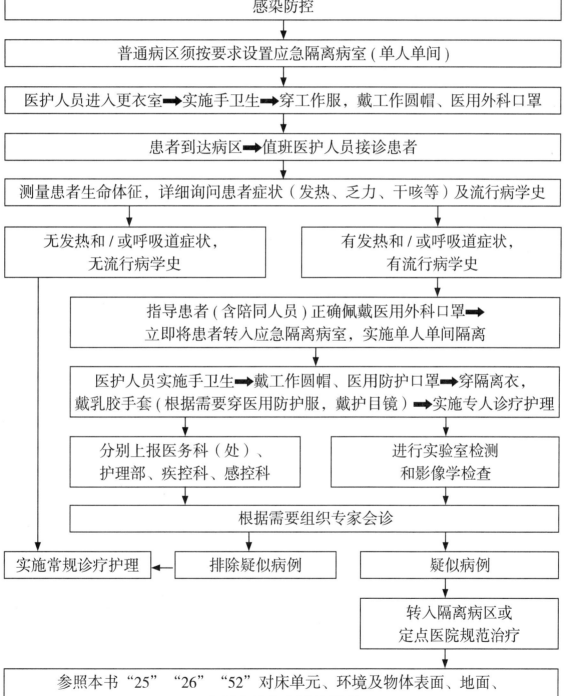

50. 新冠肺炎患者病案管理流程（参考）

按照《病历书写基本规范》《医疗机构病历管理规定》《电子病历应用管理规范（试行）》等，认真落实医疗质量安全核心制度，规范病历书写和管理

医务人员书写病历应客观、全面、真实、准确、及时、完整、规范

病历中设定红色特殊标识"新冠"，并在入院记录或病程记录中标注患者核酸检验结果和临床分型

| 电子病历 | 纸质病历 |

电子病历：

严格落实患者身份识别唯一标识，确保患者基本信息及其医疗记录的真实性、一致性、连续性、完整性

↓

检验、检查申请单及结果通过信息系统生成、传输➡可通过信息系统查阅、保存医疗记录➡避免接触患者胶片和纸质报告

↓

按照病历管理相关规定，在患者门（急）诊就诊结束或出院后➡适时将电子病历转为归档状态

纸质病历：

患者出院后➡对病历中的知情同意书、植入物器械条形码等非电子化的资料进行数字化采集后纳入电子病历系统管理，纸质原件另行妥善保存，按要求归档

↓

临床科室指定专人（戴工作圆帽、医用外科口罩、乳胶手套）负责病历消毒

↓

| 住院病历正反双面分别平铺➡紫外线照射，消毒时间≥30分钟 | 使用高温消毒柜对病历统一进行消毒，温度不低于60℃，不高于100℃，消毒时间≥30分钟 |

↓

住院病历消毒后应按照规定及时回归病案科（室）

↓

归档病历塑袋密封后由专人送至病案科（室）➡病案科（室）专人（戴工作圆帽、医用外科口罩、乳胶手套）接收、登记、核对病历资料

↓

拟归档病历实施再消毒，方法同上

↓

按照《医疗机构病历管理规定》第九条规定的顺序装订保存

↓

使用75%酒精棉片或酒精棉球对归档病历塑袋表面进行消毒➡实施专柜或整理箱单独存放

病案科（室）按国家有关规定提供终端打印/复制服务，可线上申请打印/复制服务

参照本书"25""26"适时对病案存放区域、工作物品进行清洁消毒

51. 新冠肺炎患者遗体处理流程（参考）

按照《新型冠状病毒感染的肺炎患者遗体处置工作指引（试行）》（国卫办医函〔2020〕89号）要求，规范处理新冠肺炎患者遗体

患者遗体处理遵循以人为本、依法规范、及时稳妥、科学防控等原则

左分支：

医师开具死亡医学证明

↓

由所在医疗机构及时报告本级卫生健康行政部门

↓

医疗机构对新冠肺炎患者遗体处理情况进行及时登记，存入业务档案，并向同级疾病预防控制机构及民政部门报告

右分支：

工作人员穿工作服，戴工作圆帽、医用防护口罩，穿医用防护服，戴防护面屏或护目镜、乳胶手套、长袖加厚橡胶手套，穿鞋套

↓

对遗体进行消毒、密封

↓

使用浸有含有效氯3 000 mg/L的消毒液或0.5%过氧乙酸的棉球或纱布填塞死亡患者口、鼻、耳、肛门等所有开放通道

↓

用双层布单包裹遗体，装入双层遗体袋中密封，密封后严禁打开

↓

医疗机构通知殡仪馆接运遗体

医疗机构在"新型冠状病毒感染的肺炎患者遗体交接单"中注明"已进行卫生防疫处理"和"立即火化"意见，其中"已进行卫生防疫处理"意见填写在"遗体状况"一栏，"立即火化"意见填写在"医疗机构负责人签字"一栏；医疗机构负责人、移交人员、接运人员分别签名，同时留联系方式

病室按要求进行终末消毒

病室内空气	地面、墙壁	物体表面	
在无人条件下可选择过氧乙酸、二氧化氯、过氧化氢等消毒剂，采用超低容量喷雾法进行消毒	使用含有效氯1 000 mg/L的消毒液或500 mg/L二氧化氯消毒剂擦拭或喷洒消毒，地面消毒由外向内、由向外各喷洒1次，喷药量为100~300 mL/m^2，消毒作用时间不少于30分钟	使用含有效氯2 000 mg/L的消毒液或500 mg/L二氧化氯消毒剂进行喷洒、擦拭或浸泡消毒，作用30分钟，清水擦拭	死亡患者衣服、被褥等纺织品均按照有关规定进行处理

工作人员实施手卫生➡脱长袖加厚橡胶手套，摘除防护面屏或护目镜，脱鞋套、乳胶手套➡实施手卫生➡脱医用防护服➡实施手卫生➡摘除医用防护口罩、工作圆帽➡实施手卫生➡脱工作服➡实施手卫生

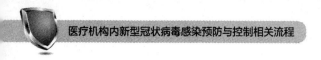

52. 新冠肺炎出院患者床单元终末清洁消毒流程（参考）

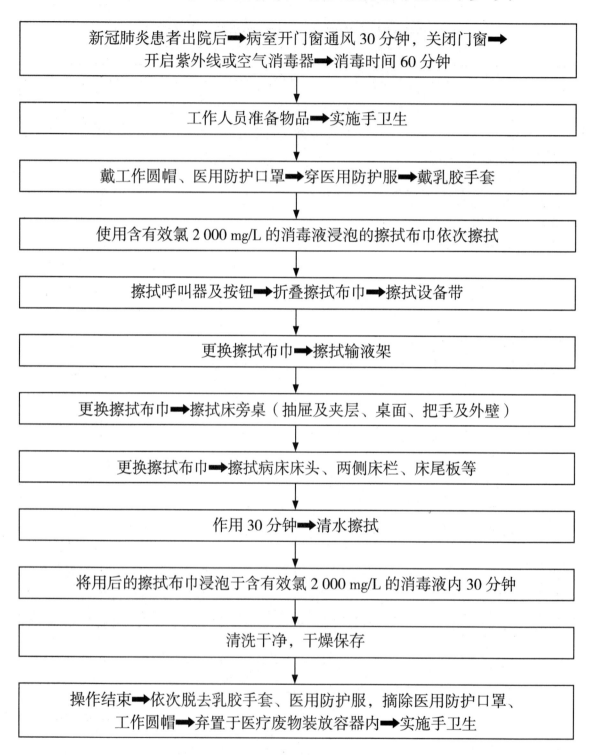

新冠肺炎患者出院后➡病室开门窗通风 30 分钟，关闭门窗➡
开启紫外线或空气消毒器➡消毒时间 60 分钟

工作人员准备物品➡实施手卫生

戴工作圆帽、医用防护口罩➡穿医用防护服➡戴乳胶手套

使用含有效氯 2 000 mg/L 的消毒液浸泡的擦拭布巾依次擦拭

擦拭呼叫器及按钮➡折叠擦拭布巾➡擦拭设备带

更换擦拭布巾➡擦拭输液架

更换擦拭布巾➡擦拭床旁桌（抽屉及夹层、桌面、把手及外壁）

更换擦拭布巾➡擦拭病床床头、两侧床栏、床尾板等

作用 30 分钟➡清水擦拭

将用后的擦拭布巾浸泡于含有效氯 2 000 mg/L 的消毒液内 30 分钟

清洗干净，干燥保存

操作结束➡依次脱去乳胶手套、医用防护服，摘除医用防护口罩、
工作圆帽➡弃置于医疗废物装放容器内➡实施手卫生

临床营养支持、送餐流程

53. 新冠肺炎患者营养支持流程（参考）

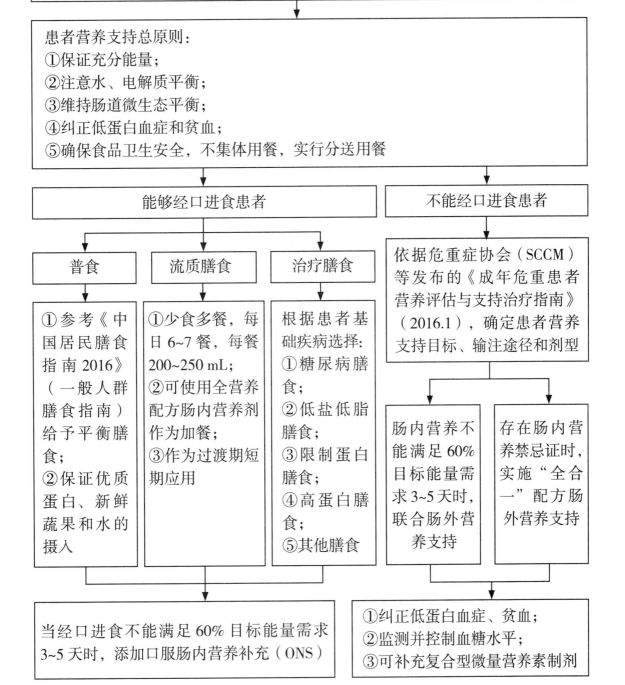

医疗机构应按"住院患者的各类膳食的适应证和膳食应用原则"，
为住院患者提供适合其治疗需要的营养膳食

患者营养支持总原则：
①保证充分能量；
②注意水、电解质平衡；
③维持肠道微生态平衡；
④纠正低蛋白血症和贫血；
⑤确保食品卫生安全，不集体用餐，实行分送用餐

能够经口进食患者	不能经口进食患者

能够经口进食患者

普食

①参考《中国居民膳食指南2016》（一般人群膳食指南）给予平衡膳食；
②保证优质蛋白、新鲜蔬果和水的摄入

流质膳食

①少食多餐，每日6~7餐，每餐200~250 mL；
②可使用全营养配方肠内营养剂作为加餐；
③作为过渡期短期应用

治疗膳食

根据患者基础疾病选择：
①糖尿病膳食；
②低盐低脂膳食；
③限制蛋白膳食；
④高蛋白膳食；
⑤其他膳食

当经口进食不能满足60%目标能量需求3~5天时，添加口服肠内营养补充（ONS）

不能经口进食患者

依据危重症协会（SCCM）等发布的《成年危重患者营养评估与支持治疗指南》（2016.1），确定患者营养支持目标、输注途径和剂型

肠内营养不能满足60%目标能量需求3~5天时，联合肠外营养支持

存在肠内营养禁忌证时，实施"全合一"配方肠外营养支持

①纠正低蛋白血症、贫血；
②监测并控制血糖水平；
③可补充复合型微量营养素制剂

54. 留观／隔离／重症监护病房（室）送餐流程（参考）

医疗机构应建立健全并认真落实各项食品安全管理规章制度，食堂（餐厅）从业人员应有效履行岗位职责

↓

送餐遵循"三专"：
①明确专人（配餐员）负责送餐服务；
②固定专车（送餐车）；
③固定专线（送餐路线及指定交接处）

↓

按照分餐制配备一次性餐饮具

↓

配餐员实施手卫生➡穿工作服➡戴工作圆帽、医用外科口罩

↓ ↓

配餐员送餐至指定交接处	所到病区安排专人负责接收
按原固定专线返回	污染区工作人员将患者膳食送至床旁
配餐员工作结束➡实施手卫生➡摘除口罩、帽子，弃置于医疗废物装放容器内➡实施手卫生➡餐车采用热力消毒或化学消毒	患者进餐后➡将一次性餐饮具弃置于双层医疗废物包装袋内，分层封扎➡按感染性废物管理

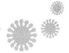

重点部门感染防控流程

55. 手术医护人员穿戴医用防护用品流程（参考）

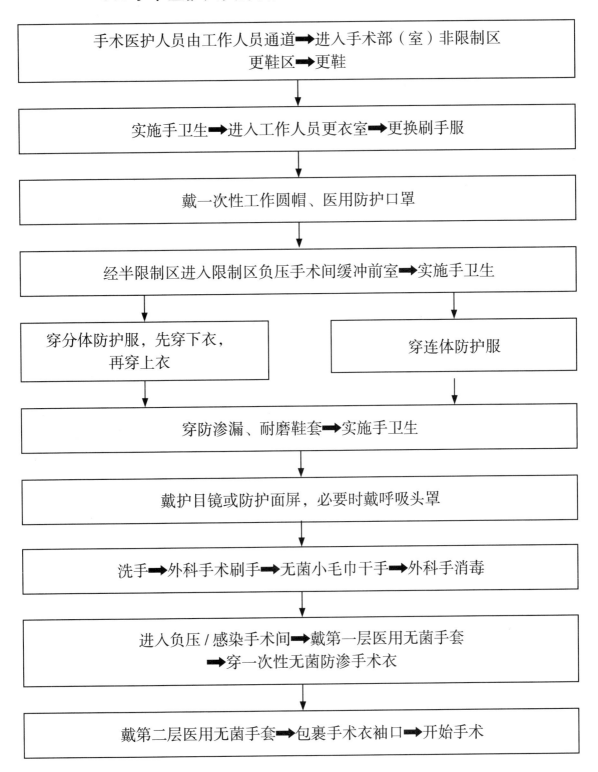

手术医护人员由工作人员通道➡进入手术部（室）非限制区
更鞋区➡更鞋

实施手卫生➡进入工作人员更衣室➡更换刷手服

戴一次性工作圆帽、医用防护口罩

经半限制区进入限制区负压手术间缓冲前室➡实施手卫生

穿分体防护服，先穿下衣，
再穿上衣

穿连体防护服

穿防渗漏、耐磨鞋套➡实施手卫生

戴护目镜或防护面屏，必要时戴呼吸头罩

洗手➡外科手术刷手➡无菌小毛巾干手➡外科手消毒

进入负压／感染手术间➡戴第一层医用无菌手套
➡穿一次性无菌防渗手术衣

戴第二层医用无菌手套➡包裹手术衣袖口➡开始手术

56. 手术医护人员脱医用防护用品流程（参考）

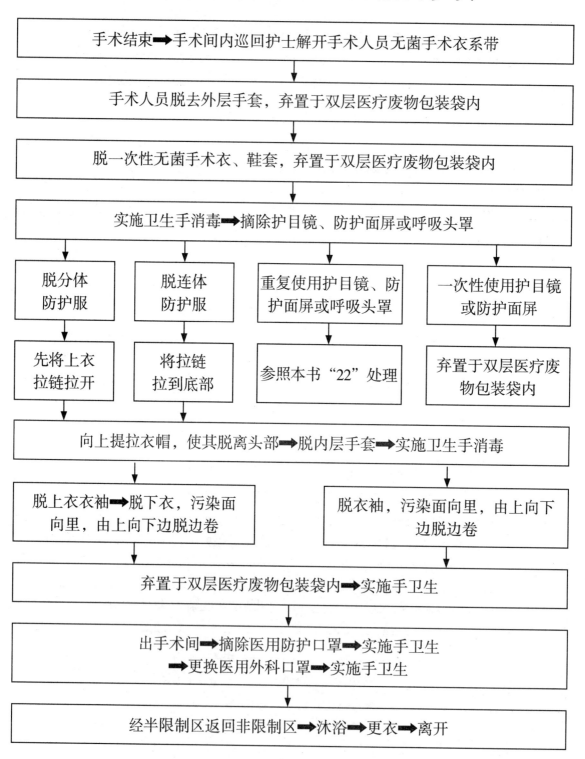

手术结束➡手术间内巡回护士解开手术人员无菌手术衣系带

手术人员脱去外层手套，弃置于双层医疗废物包装袋内

脱一次性无菌手术衣、鞋套，弃置于双层医疗废物包装袋内

实施卫生手消毒➡摘除护目镜、防护面屏或呼吸头罩

| 脱分体防护服 | 脱连体防护服 | 重复使用护目镜、防护面屏或呼吸头罩 | 一次性使用护目镜或防护面屏 |

| 先将上衣拉链拉开 | 将拉链拉到底部 | 参照本书"22"处理 | 弃置于双层医疗废物包装袋内 |

向上提拉衣帽，使其脱离头部➡脱内层手套➡实施卫生手消毒

| 脱上衣衣袖➡脱下衣，污染面向里，由上向下边脱边卷 | 脱衣袖，污染面向里，由上向下边脱边卷 |

弃置于双层医疗废物包装袋内➡实施手卫生

出手术间➡摘除医用防护口罩➡实施手卫生
➡更换医用外科口罩➡实施手卫生

经半限制区返回非限制区➡沐浴➡更衣➡离开

57. 感染手术术前准备流程（参考）

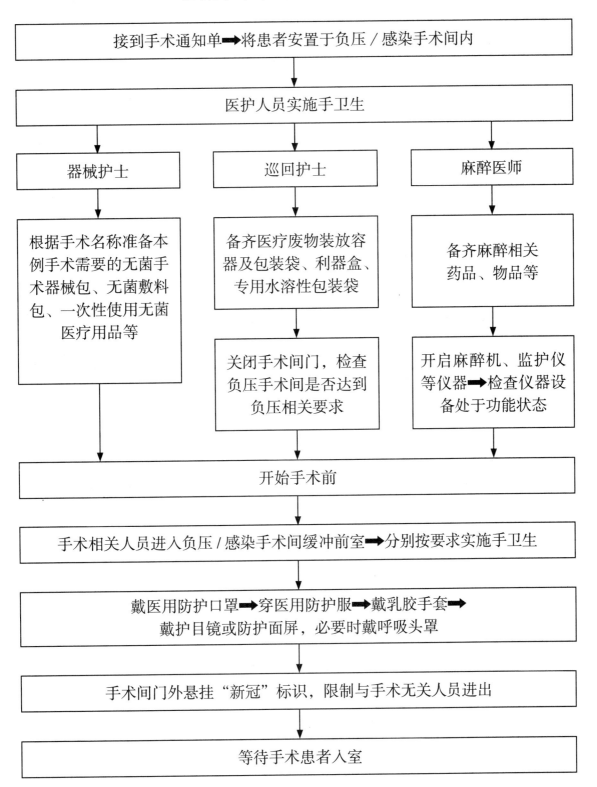

接到手术通知单➡将患者安置于负压／感染手术间内

医护人员实施手卫生

器械护士

巡回护士

麻醉医师

根据手术名称准备本例手术需要的无菌手术器械包、无菌敷料包、一次性使用无菌医疗用品等

备齐医疗废物装放容器及包装袋、利器盒、专用水溶性包装袋

备齐麻醉相关药品、物品等

关闭手术间门，检查负压手术间是否达到负压相关要求

开启麻醉机、监护仪等仪器➡检查仪器设备处于功能状态

开始手术前

手术相关人员进入负压／感染手术间缓冲前室➡分别按要求实施手卫生

戴医用防护口罩➡穿医用防护服➡戴乳胶手套➡戴护目镜或防护面屏，必要时戴呼吸头罩

手术间门外悬挂"新冠"标识，限制与手术无关人员进出

等待手术患者入室

58. 手术离体组织（标本）固定、送检流程（参考）

手术离体组织（标本）离体后➡️手术医师、器械护士、巡回护士共同核对标本名称、部位、数量

⬇️

器械护士将标本装放于无菌器械台上的无菌治疗碗（盘）内

⬇️

巡回护士在"手术标本信息登记本"上逐项登记相关信息，登记内容包括但不限于：手术患者姓名、住院号，科室，手术医师，手术名称，离体组织的名称、离体时间、固定时间等

⬇️

巡回护士戴乳胶手套➡️接取标本，放置于双层标本袋内或标本容器中

快速冰冻标本➡️装入密闭标本转运箱➡️箱体外标记"新冠"警示标识

常规病理标本使用 10% 中性福尔马林液固定（标本须在液面下）➡️密封➡️装入密闭标本转运箱➡️箱体外标记"新冠"警示标识

⬇️

将标本转运箱转运至手术部（室）标本交接处，交于标本送检人员➡️双方核对、签字确认（标本送检人员戴医用外科口罩、戴乳胶手套、穿隔离衣）

⬇️

将标本密闭转运至病理科➡️病理科接收标本人员戴医用外科口罩、乳胶手套➡️交接➡️双方签字

59.负压/感染手术间终末处理流程（参考）

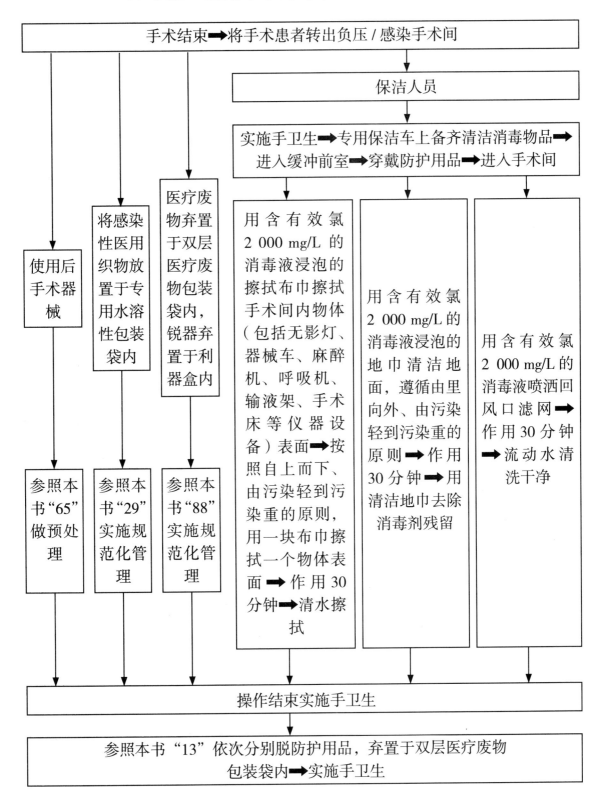

手术结束➡将手术患者转出负压/感染手术间

保洁人员

实施手卫生➡专用保洁车上备齐清洁消毒物品➡进入缓冲前室➡穿戴防护用品➡进入手术间

| 使用后手术器械 | 将感染性医用织物放置于专用水溶性包装袋内 | 医疗废物弃置于双层医疗废物包装袋内，锐器弃置于利器盒内 | 用含有效氯2 000 mg/L的消毒液浸泡的擦拭布巾擦拭手术间内物体（包括无影灯、器械车、麻醉机、呼吸机、输液架、手术床等仪器设备）表面➡按照自上而下、由污染轻到污染重的原则，用一块布巾擦拭一个物体表面➡作用30分钟➡清水擦拭 | 用含有效氯2 000 mg/L的消毒液浸泡的地巾清洁地面，遵循由里向外、由污染轻到污染重的原则➡作用30分钟➡用清洁地巾去除消毒剂残留 | 用含有效氯2 000 mg/L的消毒液喷洒回风口滤网➡作用30分钟➡流动水清洗干净 |

| 参照本书"65"做预处理 | 参照本书"29"实施规范化管理 | 参照本书"88"实施规范化管理 |

操作结束实施手卫生

参照本书"13"依次分别脱防护用品，弃置于双层医疗废物包装袋内➡实施手卫生

60. 新冠肺炎孕妇（产房）待产及分娩感染防控流程（参考）

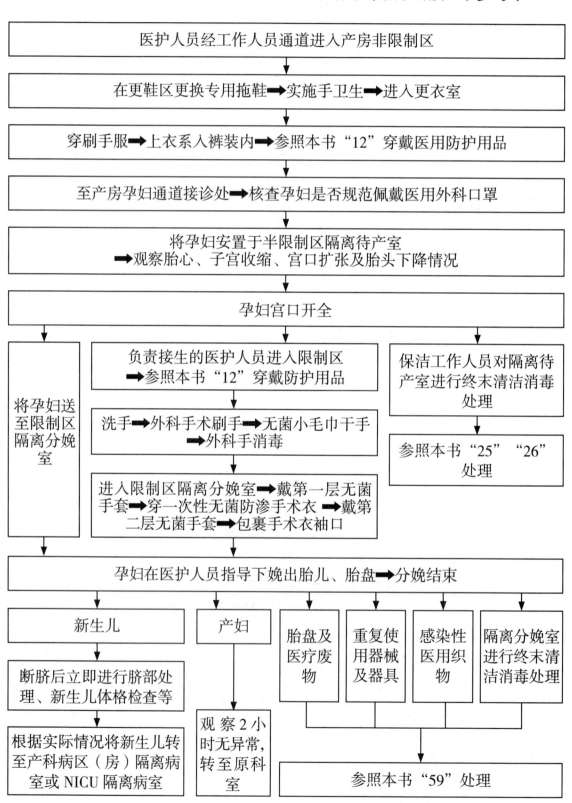

医护人员经工作人员通道进入产房非限制区

在更鞋区更换专用拖鞋➡实施手卫生➡进入更衣室

穿刷手服➡上衣系入裤装内➡参照本书"12"穿戴医用防护用品

至产房孕妇通道接诊处➡核查孕妇是否规范佩戴医用外科口罩

将孕妇安置于半限制区隔离待产室
➡观察胎心、子宫收缩、宫口扩张及胎头下降情况

孕妇宫口开全

将孕妇送至限制区隔离分娩室

负责接生的医护人员进入限制区
➡参照本书"12"穿戴防护用品

保洁工作人员对隔离待产室进行终末清洁消毒处理

洗手➡外科手术刷手➡无菌小毛巾干手➡外科手消毒

参照本书"25""26"处理

进入限制区隔离分娩室➡戴第一层无菌手套➡穿一次性无菌防渗手术衣➡戴第二层无菌手套➡包裹手术衣袖口

孕妇在医护人员指导下娩出胎儿、胎盘➡分娩结束

新生儿

产妇

胎盘及医疗废物

重复使用器械及器具

感染性医用织物

隔离分娩室进行终末清洁消毒处理

断脐后立即进行脐部处理、新生儿体格检查等

观察2小时无异常，转至原科室

根据实际情况将新生儿转至产科病区（房）隔离病室或NICU隔离病室

参照本书"59"处理

61. 内镜诊疗感染防控流程（参考）

疫情防控期间，按照内镜诊疗指征合理安排诊疗时间，
非急诊原则上延后择期进行

↓

新冠肺炎患者拟做内镜检查，
须在申请单右上角标注红色"新冠"字样

↓

内镜诊疗部医务人员接到通知

↓

患者所在科室工作人员指导患者正确佩戴医用外科口罩➡
将患者送至内镜诊疗部

↓

内镜诊疗部医务人员将患者安置于指定内镜诊疗室

↓

内镜诊疗室监护仪、除颤仪、呼吸机等设备设施处于功能状态，
抢救车内药品、物品配备齐全

↓

医护人员（含内镜诊疗医师、麻醉医师、护士）实施手卫生➡戴工作圆帽➡
戴医用防护口罩➡穿医用防护服➡戴乳胶手套➡戴护目镜或防护面屏

↓

内镜诊疗室门外悬挂"新冠"标识，诊疗室门及时关闭，
限制与诊疗无关人员进出

↓

开始内镜诊疗

↓

诊疗结束➡所在科室工作人员陪同患者返回

↓

内镜	诊疗室
诊疗床旁去除内镜器械表面血渍、污渍，对使用后的内镜进行床旁预处理	参照本书"25""26"进行终末清洁消毒处理
按照《软式内镜清洗消毒技术规范》进行清洗消毒	

62. 血液透析患者接诊感染防控流程（参考）

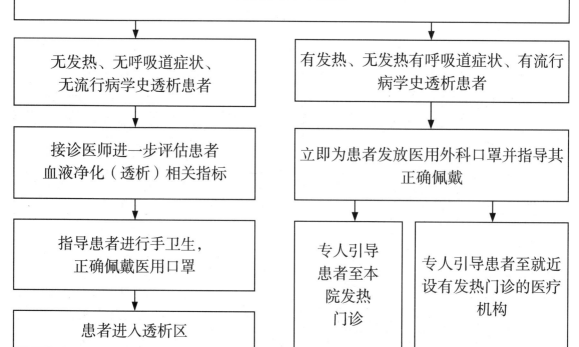

疫情防控期间，开展血液净化（透析）的医疗机构要根据《国家卫生健康委办公厅关于进一步加强医疗机构感染预防与控制工作的通知》（国卫办医函〔2019〕480号）、《国家卫生健康委办公厅关于加强重点地区重点医院发热门诊管理及医疗机构内感染防控工作的通知》（国卫办医函〔2020〕102号）等的要求，加强透析患者规范管理，加大感染防控力度

全面加强和落实血液净化（透析）室分区管理要求，合理划分清洁区、潜在污染区和污染区，强化对不同区域的管理制度、工作流程和行为规范的监督管理，采取切实有效的措施，保证医务人员的诊疗行为、防护措施和相关诊疗流程符合相应区域管理要求

根据实际情况动态调配血液净化（透析）室污染区患者接诊处医护人员，必要时增加患者接诊点，避免人员聚集；加强对透析患者的体温检测及流行病学史的询问，及时发现患者体温、脉搏、呼吸、血压等生命体征的变化，排除患者罹患新冠肺炎的可能性

无发热、无呼吸道症状、无流行病学史透析患者

有发热、无发热有呼吸道症状、有流行病学史透析患者

接诊医师进一步评估患者血液净化（透析）相关指标

立即为患者发放医用外科口罩并指导其正确佩戴

指导患者进行手卫生，正确佩戴医用口罩

患者进入透析区

专人引导患者至本院发热门诊

专人引导患者至就近设有发热门诊的医疗机构

消毒供应中心（CSSD）感染防控流程

63. 临床科室（使用后）重复使用诊疗器械、器具和物品预处理流程（参考）

疫情防控期间，临床科室使用后的诊疗器械、器具和物品由使用科室按要求进行预处理（消毒剂应遵循使用说明），CSSD 及时回收，规范处理

收治新冠肺炎患者科室（病房）	普通病区（房）
负责重复使用诊疗器械等预处理的工作人员实施手卫生➡参照本书"14"穿戴医用防护用品	负责重复使用诊疗器械等预处理的工作人员实施手卫生➡戴工作圆帽➡戴医用外科口罩➡穿一次性防水隔离衣➡戴乳胶手套➡戴护目镜或防护面屏
在污物间用湿纱布去除明显污染物➡采用含有效氯 2 000 mg/L 的消毒液浸泡消毒，作用时间 > 30 分钟➡更换乳胶手套➡流动水下去除残留消毒剂	在污物间用湿纱布去除明显污染物➡采用含有效氯 1 000 mg/L 的消毒液浸泡消毒，作用时间 > 30 分钟➡更换乳胶手套➡流动水下去除残留消毒剂
置于密闭容器➡容器外标记"新冠"标识	置于密闭容器
立即电话通知 CSSD ➡及时单独回收	CSSD 及时回收

64. 新冠肺炎患者使用后诊疗器械、器具和物品回收流程（参考）

CSSD 回收人员经工作人员通道进入更鞋区➡更换专用鞋➡实施手卫生

↓

进入更衣室➡更换工作服➡实施手卫生

↓

戴工作圆帽➡戴医用防护口罩➡穿一次性防水隔离衣➡戴乳胶手套➡穿外出工作鞋➡实施手卫生➡戴外层乳胶手套➡戴防雾型护目镜或防护面屏

↓

至回收车辆（配置速干手消毒剂）存放处➡推专用密闭回收车，车内配备密闭容器（带盖盛放容器）

↓

按固定回收路线至使用科室污染器械交接处（点）［禁止回收人员直接进入发热门诊、隔离病区、隔离重症监护病房（室）污染间］

↓

与使用科室交接登记➡将初步预处理器械物品等置于盛放容器内➡实施手卫生➡立即加盖密封置于回收车内➡脱全部乳胶手套➡弃置于医疗废物包装袋内

↓

按固定回收路线返回 CSSD 去污区回收窗口处➡实施手卫生

↓

戴乳胶手套➡取出密闭容器➡与去污区接收人员完成交接工作并记录

↓

将专用回收车推至去污区车辆清洗间➡按照本书"71"对回收车辆及容器进行清洗消毒

↓

实施手卫生

65. 手术部（室）重复使用手术器械、器具和物品预处理及回收流程（参考）

医疗机构应按照集中管理的要求，对使用后的手术器械、器具等进行预处理和应急手术器械处理

疫情防控期间，凡新冠肺炎需手术的患者，手术间内需提前备清洁密闭容器，将含有效氯 2 000 mg/L 的消毒液湿纱布垫置于密闭容器内，或备 75% 酒精及干纱布垫等物品

手术结束后，器械护士将器械、器具和物品放入清洁容器内（精密及锐利器械应加保护措施），避免污染容器外表面

取含消毒液（含有效氯 2 000 mg/L 的消毒液或 75% 酒精）的湿纱布垫覆盖于器械外表面➡立即加盖密封容器➡在容器外标注"新冠"标识

在手术部（室）回收及预处理的 CSSD 人员，按照本书"66"穿戴医用防护用品➡至手术间外及时取走标注"新冠"标识的密闭容器

至手术器械预处理清洗间进行消毒及预处理

根据条件固定预处理设备设施对器械进行消毒（精密器械、不耐湿器械等遵循使用说明书消毒）

湿热消毒	化学消毒
去除明显污染物，温度 ≥ 90 ℃，时间 ≥ 5 分钟，或 A₀ 值 ≥ 3 000	去除明显污染物➡采用含有效氯 2 000 mg/L 的消毒液浸泡消毒，作用时间 > 30 分钟➡流动水下冲净残留消毒剂

更换手套➡逐件器械进行预处理➡去除污染物➡放入清洁密闭容器➡封闭转运

通过固定路线（或专用污梯）转运至 CSSD 去污区

疫情防控期间，非新冠肺炎患者手术器械仍按照 WS310.2—2016 密闭回收，参照本书"68""69"进行处理

66.CSSD 去污区工作人员穿戴医用
防护用品流程（参考）

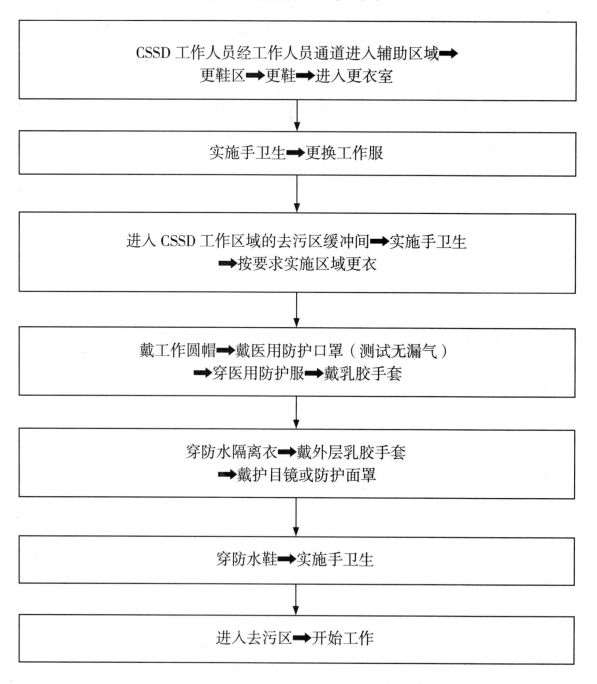

CSSD 工作人员经工作人员通道进入辅助区域➡
更鞋区➡更鞋➡进入更衣室

实施手卫生➡更换工作服

进入 CSSD 工作区域的去污区缓冲间➡实施手卫生
➡按要求实施区域更衣

戴工作圆帽➡戴医用防护口罩（测试无漏气）
➡穿医用防护服➡戴乳胶手套

穿防水隔离衣➡戴外层乳胶手套
➡戴护目镜或防护面罩

穿防水鞋➡实施手卫生

进入去污区➡开始工作

67.CSSD 去污区工作人员脱医用防护用品流程（参考）

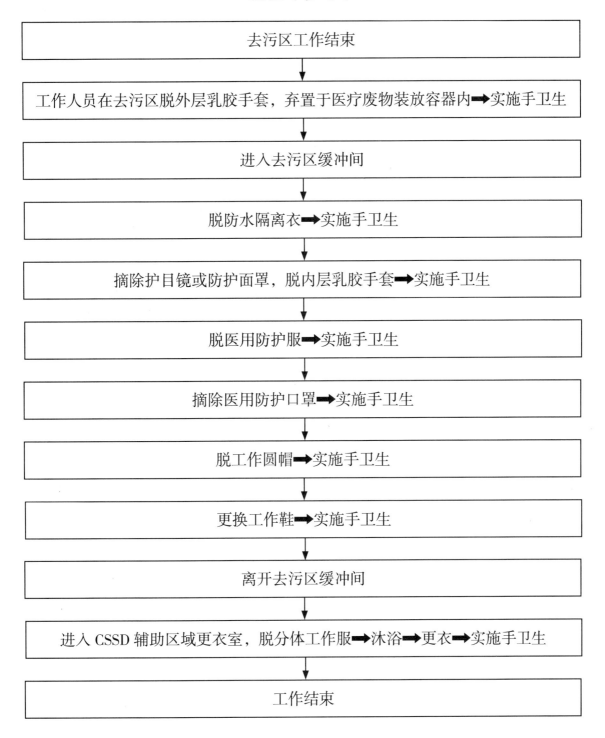

去污区工作结束

↓

工作人员在去污区脱外层乳胶手套，弃置于医疗废物装放容器内➡实施手卫生

↓

进入去污区缓冲间

↓

脱防水隔离衣➡实施手卫生

↓

摘除护目镜或防护面罩，脱内层乳胶手套➡实施手卫生

↓

脱医用防护服➡实施手卫生

↓

摘除医用防护口罩➡实施手卫生

↓

脱工作圆帽➡实施手卫生

↓

更换工作鞋➡实施手卫生

↓

离开去污区缓冲间

↓

进入 CSSD 辅助区域更衣室，脱分体工作服➡沐浴➡更衣➡实施手卫生

↓

工作结束

68.CSSD 重复使用诊疗器械、器具和物品
机械清洗消毒流程（参考）

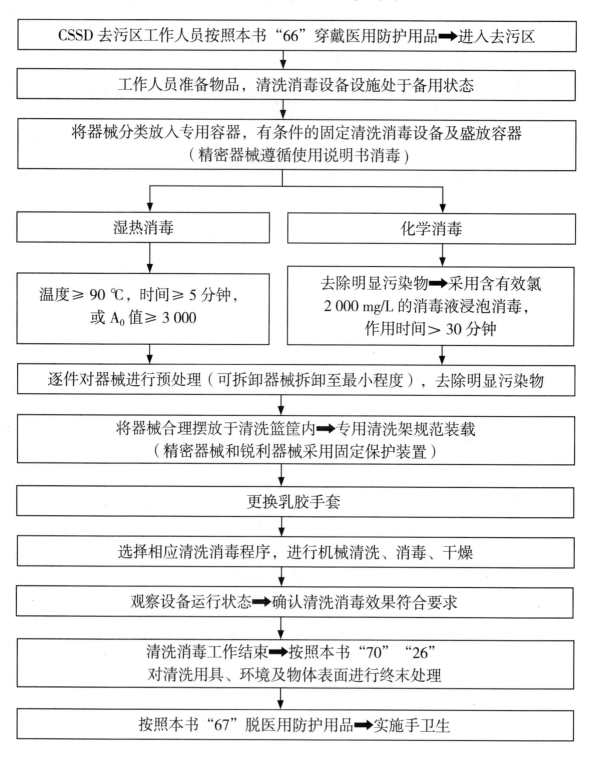

CSSD 去污区工作人员按照本书"66"穿戴医用防护用品➡进入去污区

工作人员准备物品，清洗消毒设备设施处于备用状态

将器械分类放入专用容器，有条件的固定清洗消毒设备及盛放容器
（精密器械遵循使用说明书消毒）

湿热消毒

化学消毒

温度 ≥ 90 ℃，时间 ≥ 5 分钟，
或 A_0 值 ≥ 3 000

去除明显污染物➡采用含有效氯
2 000 mg/L 的消毒液浸泡消毒，
作用时间 > 30 分钟

逐件对器械进行预处理（可拆卸器械拆卸至最小程度），去除明显污染物

将器械合理摆放于清洗篮筐内➡专用清洗架规范装载
（精密器械和锐利器械采用固定保护装置）

更换乳胶手套

选择相应清洗消毒程序，进行机械清洗、消毒、干燥

观察设备运行状态➡确认清洗消毒效果符合要求

清洗消毒工作结束➡按照本书"70""26"
对清洗用具、环境及物体表面进行终末处理

按照本书"67"脱医用防护用品➡实施手卫生

69.CSSD 重复使用诊疗器械、器具和物品
手工清洗消毒流程（参考）

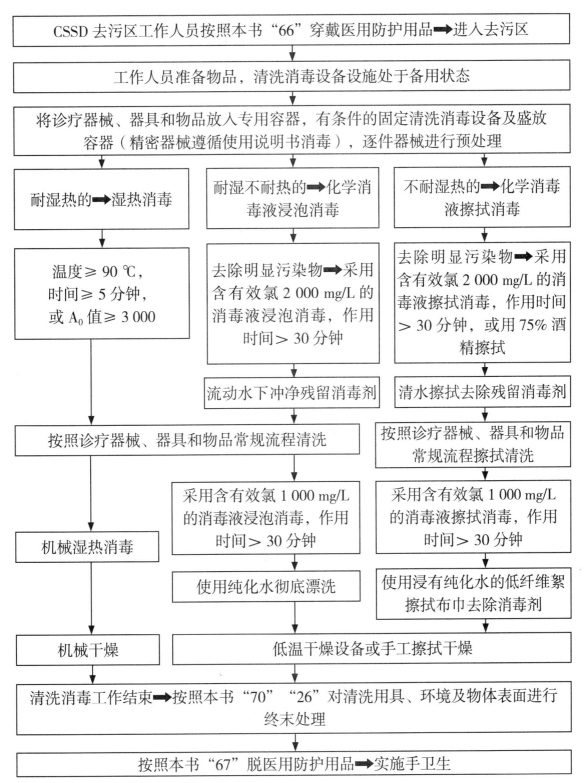

CSSD 去污区工作人员按照本书"66"穿戴医用防护用品➡进入去污区

工作人员准备物品，清洗消毒设备设施处于备用状态

将诊疗器械、器具和物品放入专用容器，有条件的固定清洗消毒设备及盛放容器（精密器械遵循使用说明书消毒），逐件器械进行预处理

耐湿热的➡湿热消毒

耐湿不耐热的➡化学消毒液浸泡消毒

不耐湿热的➡化学消毒液擦拭消毒

温度 ≥ 90 ℃，时间 ≥ 5 分钟，或 A_0 值 ≥ 3 000

去除明显污染物➡采用含有效氯 2 000 mg/L 的消毒液浸泡消毒，作用时间 > 30 分钟

去除明显污染物➡采用含有效氯 2 000 mg/L 的消毒液擦拭消毒，作用时间 > 30 分钟，或用 75% 酒精擦拭

流动水下冲净残留消毒剂

清水擦拭去除残留消毒剂

按照诊疗器械、器具和物品常规流程清洗

按照诊疗器械、器具和物品常规流程擦拭清洗

采用含有效氯 1 000 mg/L 的消毒液浸泡消毒，作用时间 > 30 分钟

采用含有效氯 1 000 mg/L 的消毒液擦拭消毒，作用时间 > 30 分钟

机械湿热消毒

使用纯化水彻底漂洗

使用浸有纯化水的低纤维絮擦拭布巾去除消毒剂

机械干燥

低温干燥设备或手工擦拭干燥

清洗消毒工作结束➡按照本书"70""26"对清洗用具、环境及物体表面进行终末处理

按照本书"67"脱医用防护用品➡实施手卫生

70.CSSD 去污区清洗用具清洗消毒流程（参考）

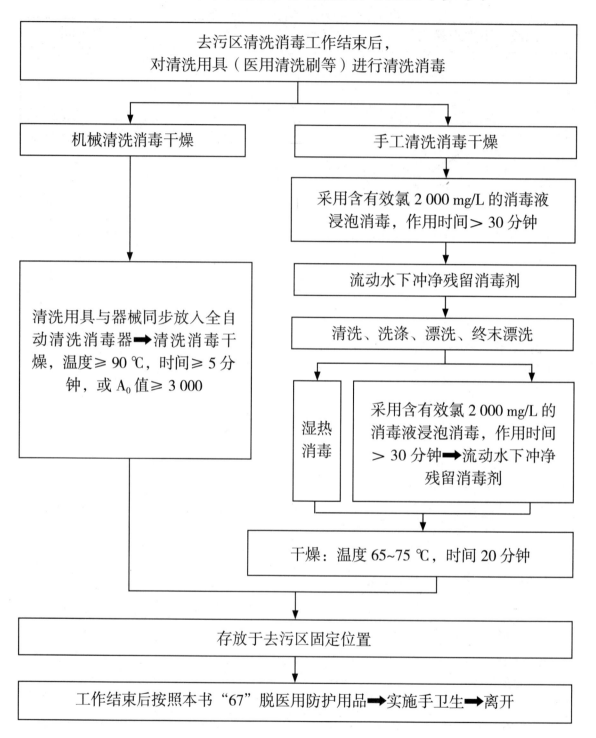

去污区清洗消毒工作结束后，
对清洗用具（医用清洗刷等）进行清洗消毒

机械清洗消毒干燥

手工清洗消毒干燥

采用含有效氯 2 000 mg/L 的消毒液
浸泡消毒，作用时间＞30 分钟

流动水下冲净残留消毒剂

清洗、洗涤、漂洗、终末漂洗

清洗用具与器械同步放入全自动清洗消毒器➡清洗消毒干燥，温度≥90 ℃，时间≥5 分钟，或 A_0 值≥3 000

湿热消毒

采用含有效氯 2 000 mg/L 的消毒液浸泡消毒，作用时间＞30 分钟➡流动水下冲净残留消毒剂

干燥：温度 65~75 ℃，时间 20 分钟

存放于去污区固定位置

工作结束后按照本书"67"脱医用防护用品➡实施手卫生➡离开

71.CSSD 专用车辆、盛放容器清洗消毒流程（参考）

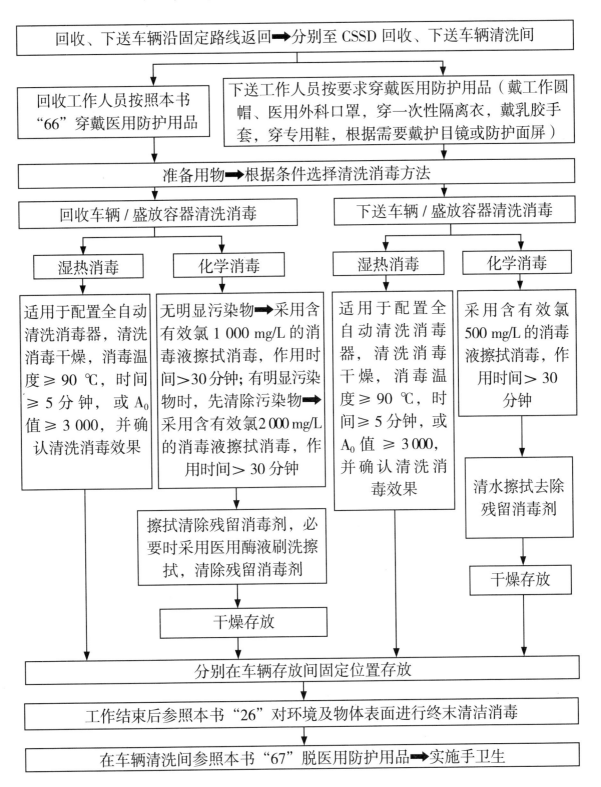

回收、下送车辆沿固定路线返回➡分别至 CSSD 回收、下送车辆清洗间

回收工作人员按照本书"66"穿戴医用防护用品

下送工作人员按要求穿戴医用防护用品（戴工作圆帽、医用外科口罩，穿一次性隔离衣，戴乳胶手套，穿专用鞋，根据需要戴护目镜或防护面屏）

准备用物➡根据条件选择清洗消毒方法

回收车辆/盛放容器清洗消毒

下送车辆/盛放容器清洗消毒

湿热消毒

化学消毒

湿热消毒

化学消毒

适用于配置全自动清洗消毒器，清洗消毒干燥，消毒温度 ≥ 90 ℃，时间 ≥ 5 分钟，或 A_0 值 ≥ 3 000，并确认清洗消毒效果

无明显污染物➡采用含有效氯 1 000 mg/L 的消毒液擦拭消毒，作用时间 > 30 分钟；有明显污染物时，先清除污染物➡采用含有效氯 2 000 mg/L 的消毒液擦拭消毒，作用时间 > 30 分钟

适用于配置全自动清洗消毒器，清洗消毒干燥，消毒温度 ≥ 90 ℃，时间 ≥ 5 分钟，或 A_0 值 ≥ 3 000，并确认清洗消毒效果

采用含有效氯 500 mg/L 的消毒液擦拭消毒，作用时间 > 30 分钟

擦拭清除残留消毒剂，必要时采用医用酶液刷洗擦拭，清除残留消毒剂

清水擦拭去除残留消毒剂

干燥存放

干燥存放

分别在车辆存放间固定位置存放

工作结束后参照本书"26"对环境及物体表面进行终末清洁消毒

在车辆清洗间参照本书"67"脱医用防护用品➡实施手卫生

医学检验标本采集及检测感染防控流程

72. 医务人员采集血液标本感染防控流程（参考）

採集人员按照《新型冠状病毒感染的肺炎实验室检测技术指南（第三版）》要求，进行血液标本采集

採集人员根据医师在临时医嘱中开具的检验医嘱

电子病历中应有设定的红色特殊标识"新冠"	纸质申请单右上角用红色钢笔标注"新冠"字样

备齐血液标本采集用物：
速干手消毒剂、静脉血样采集针、消毒止血带、垫枕、垫巾、棉签、皮肤消毒剂、输液敷贴、采血试管、血培养瓶等

采集时采用三级生物安全防护：
实施手卫生➡戴工作圆帽➡戴医用防护口罩➡穿医用防护服➡戴护目镜或防护面屏➡戴乳胶手套➡穿防渗漏、耐磨靴套➡戴第二层乳胶手套

採集前核对患者信息➡实施手卫生

血液标本	血培养标本
以穿刺点为中心，用75%酒精或碘伏由内向外消毒皮肤2遍（面积≥5 cm×5 cm），作用3分钟	用75%酒精消毒血培养瓶瓶塞，待干时间≥30秒

血液标本分支：

血常规 1.5~2 mL	其他项目 3~5 mL （按照医嘱）	血清 标本 5 mL
注入 EDTA（乙二胺四乙酸）抗凝试管		注入无抗凝剂试管
轻轻颠倒混匀5~6次		

血培养标本分支：

以穿刺点为中心，由内向外消毒皮肤（面积≥5 cm×5 cm），作用3分钟。
消毒顺序：75%酒精➡碘伏➡75%酒精

成人双侧双瓶，每瓶采血量8~10 mL	婴幼儿及儿童采血量不超过其自身血量的1%

将采集的血液立刻注入血培养瓶，轻轻颠倒混匀5~6次

将采集后的血液标本放入一次性透明密封标本袋（大小合适，有生物安全标识），每袋装1份标本➡确认无渗漏➡交付转运人员密闭转运➡双方签字，做好记录

实施手卫生➡立即送检

73. 医务人员采集上呼吸道标本感染防控流程（参考）

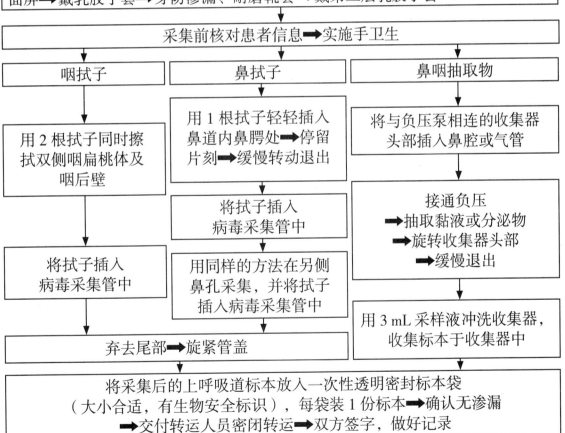

采集人员按照《新型冠状病毒感染的肺炎实验室检测技术指南（第三版）》要求，进行上呼吸道标本采集

↓

采集人员根据医师在临时医嘱中开具的检验医嘱

↓

| 电子病历中应有设定的红色特殊标识"新冠" | 纸质申请单右上角用红色钢笔标注"新冠"字样 |

↓

备齐上呼吸道标本采集用物：
速干手消毒剂、聚丙烯纤维头塑料杆拭子（以下简称拭子）4 根、病毒采集管、一次性收集器、负压泵等

↓

采集时采用三级生物安全防护：
实施手卫生➡戴工作圆帽➡戴医用防护口罩➡穿医用防护服➡戴护目镜或防护面屏➡戴乳胶手套➡穿防渗漏、耐磨靴套➡戴第二层乳胶手套

↓

采集前核对患者信息➡实施手卫生

↓

咽拭子

用 2 根拭子同时擦拭双侧咽扁桃体及咽后壁

↓

将拭子插入病毒采集管中

鼻拭子

用 1 根拭子轻轻插入鼻道内鼻腭处➡停留片刻➡缓慢转动退出

↓

将拭子插入病毒采集管中

↓

用同样的方法在另侧鼻孔采集，并将拭子插入病毒采集管中

↓

弃去尾部➡旋紧管盖

鼻咽抽取物

将与负压泵相连的收集器头部插入鼻腔或气管

↓

接通负压
➡抽取黏液或分泌物
➡旋转收集器头部
➡缓慢退出

↓

用 3 mL 采样液冲洗收集器，收集标本于收集器中

↓

将采集后的上呼吸道标本放入一次性透明密封标本袋（大小合适，有生物安全标识），每袋装 1 份标本➡确认无渗漏➡交付转运人员密闭转运➡双方签字，做好记录

↓

实施手卫生➡立即送检

74. 医务人员采集下呼吸道标本感染防控流程（参考）

采集人员按照《新型冠状病毒感染的肺炎实验室检测技术指南（第三版）》要求，进行下呼吸道标本采集

采集人员根据医师在临时医嘱中开具的检验医嘱

电子病历中应有设定的红色特殊标识"新冠"　|　纸质申请单右上角用红色钢笔标注"新冠"字样

备齐下呼吸道标本采集用物：
速干手消毒剂、消毒后纤维支气管镜、一次性收集器、负压泵、螺口塑料管、一次性无菌注射器（5 mL、50 mL）、0.9% 氯化钠注射液等

采集时采用三级生物安全防护：
实施手卫生➡戴工作圆帽➡戴医用防护口罩➡穿医用防护服➡戴护目镜或防护面屏➡戴乳胶手套➡穿防渗漏、耐磨靴套➡戴第二层乳胶手套

采集前核对患者信息➡实施手卫生

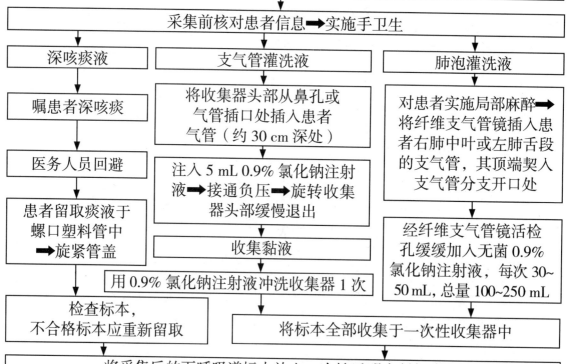

深咳痰液	支气管灌洗液	肺泡灌洗液
嘱患者深咳痰	将收集器头部从鼻孔或气管插口处插入患者气管（约 30 cm 深处）	对患者实施局部麻醉➡将纤维支气管镜插入患者右肺中叶或左肺舌段的支气管，其顶端契入支气管分支开口处
医务人员回避	注入 5 mL 0.9% 氯化钠注射液➡接通负压➡旋转收集器头部缓慢退出	
患者留取痰液于螺口塑料管中➡旋紧管盖	收集黏液	经纤维支气管镜活检孔缓缓加入无菌 0.9% 氯化钠注射液，每次 30~50 mL，总量 100~250 mL
	用 0.9% 氯化钠注射液冲洗收集器 1 次	
检查标本，不合格标本应重新留取	将标本全部收集于一次性收集器中	

将采集后的下呼吸道标本放入一次性透明密封标本袋
（大小合适，有生物安全标识），每袋装 1 份标本➡确认无渗漏
➡交付转运人员密闭转运➡双方签字，做好记录

实施手卫生➡立即送检

75. 医务人员采集眼结膜拭子标本感染防控流程（参考）

采集人员按照《新型冠状病毒感染的肺炎实验室检测技术指南（第三版）》要求，进行眼结膜拭子标本采集

采集人员根据医师在临时医嘱中开具的检验医嘱

| 电子病历中应有设定的红色特殊标识"新冠" | 纸质申请单右上角用红色钢笔标注"新冠"字样 |

备齐眼结膜拭子标本采集用物：
速干手消毒剂、一次性采样拭子、病毒采集管等

采集时采用三级生物安全防护：
实施手卫生➡戴工作圆帽➡戴医用防护口罩➡穿医用防护服➡戴护目镜或防护面屏➡戴乳胶手套➡穿防渗漏、耐磨靴套➡戴第二层乳胶手套

采集前核对患者信息➡实施手卫生

用拭子轻轻擦拭患者眼结膜表面➡将拭子插入病毒采集管
➡弃去尾部➡旋紧管盖

将采集后的眼结膜拭子标本放入一次性透明密封标本袋
（大小合适，有生物安全标识），每袋装 1 份标本➡确认无渗漏
➡交付转运人员密闭转运➡双方签字，做好记录

实施手卫生➡立即送检

76. 检验标本院内转运感染防控流程（参考）

标本转运人员按照《新型冠状病毒感染的肺炎实验室检测技术指南（第三版）》要求规范转运新冠肺炎患者标本

↓

标本转运人员穿隔离衣➡戴工作圆帽➡戴医用外科口罩➡戴乳胶手套

↓

与标本采集人员交接➡核对标本数量和信息➡双方签字，做好记录

↓

转运人员用 75% 酒精对标本袋外表面进行擦拭消毒

↓

将标本袋装入另一新一次性透明密封标本袋（大小合适，有生物安全标识）

↓

将双层标本袋装入"新冠"专用标本密闭转运箱，转运箱应有生物安全标识

↓

用 75% 酒精对转运箱表面进行擦拭消毒

↓

转运箱内标本应保持直立状态，转运过程中避免颠簸

↓

转运人员在实验室标本接收处与接收人员进行标本交接，接收人员应穿隔离衣、戴工作圆帽、戴医用外科口罩、戴乳胶手套

↓

标本接收人员与转运人员核对标本数量和信息➡双方签字，做好记录

77. 检验标本实验室检测感染防控流程（参考）

检验人员按照《新型冠状病毒实验室生物安全指南（第二版）》要求，
在生物安全二级实验室进行临床标本检测

有条件的医疗机构可设置独立实验室或采用专用仪器进行检测，
专用仪器有"新冠"标识

检验人员采用三级生物安全防护：
实施手卫生➡戴工作圆帽➡戴医用防护口罩➡穿医用防护服➡戴护目镜或防护面屏➡戴乳胶手套➡穿防渗漏、耐磨靴套➡戴第二层乳胶手套

收到有"新冠"标识的标本➡在生物安全柜内打开密封标本袋，取出标本

在通风橱中离心，离心过程中操作者勿离开➡离心机停止10分钟以上➡取出标本

可能产生气溶胶的试验在生物安全柜中操作，按项目要求进行检测，操作过程中尽可能缩短打开标本的持续时间➡检测标本➡检测后的标本在生物安全柜中加上新盖➡原标本盖消毒后弃置于医疗废物装放容器内

医疗废物参照本书"88"实施规范化管理

参照本书"26"对实验室环境及物体表面进行清洁消毒

实验结束➡实施手卫生➡脱去防护用品➡实施手卫生

78. 核酸检测感染防控流程（参考）

医疗机构按照《国家卫生健康委办公厅关于医疗机构开展新型冠状病毒核酸检测有关要求的通知》（国卫办医函〔2020〕53号）要求，符合条件的核酸基因扩增实验室方可开展新型冠状病毒核酸检测

↓

检验人员采用三级生物安全防护：
实施手卫生➡戴工作圆帽➡戴医用防护口罩➡穿医用防护服➡戴护目镜或防护面屏➡戴乳胶手套➡穿防渗漏、耐磨靴套➡戴第二层乳胶手套

↓

收到有"新冠"标识的标本➡放置于56℃培养箱中孵育30分钟➡进行有效病毒灭活

↓

| 24小时内能检测的标本，可置于4℃暂存，尽快检测 | 24小时内无法检测的标本，置于-70℃或以下冰箱保存，标本避免反复冻融 |

↓

在生物安全柜内打开密封标本袋，取出标本

↓

在通风橱中离心，离心过程中操作者勿离开➡离心机停止10分钟以上➡取出标本

↓

严格按照核酸基因扩增实验室各区域标准操作流程进行实验并记录

↓

检测完成➡医用防护服用含有效氯5 000~10 000 mg/L的消毒液均匀喷洒➡按要求脱下，弃置于双层医疗废物包装袋内➡压力蒸汽灭菌➡按照感染性废物处理

↓

医疗废物参照本书"88"实施规范化管理

↓

工作结束➡仪器设备等物体表面、地面用含有效氯5 000~10 000 mg/L的消毒液擦拭消毒，作用时间＞30分钟

临床用血感染防控流程

79. 输血科（血库）血型血清学检验感染防控流程（参考）

检验人员严格按照《临床输血技术规范》《临床用血审核制度》《新型冠状病毒实验室生物安全指南（第二版）》要求进行实验操作

标本转运人员将"新冠"标本送至输血科标本接收处➡标本接收人员戴工作圆帽、医用外科口罩，穿隔离衣，戴乳胶手套➡核对"新冠"特殊标识、血液标本、输血申请单无误➡双方签字，做好记录➡检验人员进行输血相关检测

检验人员进入实验室前进行三级生物安全防护：
实施手卫生➡戴工作圆帽➡戴医用防护口罩➡穿医用防护服➡戴护目镜或防护面屏➡戴乳胶手套➡穿防渗漏、耐磨靴套➡戴第二层乳胶手套

在生物安全柜内打开密封标本袋，取出标本

在通风橱中离心，离心过程中操作者勿离开➡离心机停止10分钟以上➡取出标本

离心后标本在生物安全柜中开盖➡标本盖消毒后弃置于医疗废物装放容器内

进行输血相关检测试验

手工法检测	全自动血型检测仪
检验人员实施手卫生➡生物安全柜内加样	
加样后的试管或微柱凝胶卡用封口膜或封口胶密闭	将标本试管置入全自动血型检测仪进行检测。若条件允许，用专机检测，并有"新冠"标识
在通风橱或气密性离心机中离心➡离心机停止10分钟后打开离心机盖	
取出试管或微柱凝胶卡➡判读结果	

检测后标本加上新盖保存➡检验人员实施手卫生

参照本书"26"对实验室环境及物体表面进行清洁消毒

80. 临床用血管控流程（参考）

医务人员按照《临床输血技术规范》《医疗机构临床用血管理办法》《临床用血审核制度》等的要求，实施规范化管理

临床医师在临时医嘱中开具临床用血相关检查项目：
血常规、感染免疫学检查、肝功能、ABO/Rh（D）血型鉴定等

评估患者用血指征➡进行输血前告知➡签署输血知情同意书

主治医师及以上人员开具备血医嘱➡上级医师审核➡打印输血申请单

电子病历中应有设定的红色特殊标识"新冠"	纸质申请单右上角用红色钢笔标注"新冠"字样

医护人员按照医嘱进行双人床旁核对➡参照本书"72"采集血液标本

标本转运人员参照本书"76"将血液标本分别送达医学检验科/输血科标本接收处➡标本接收人员核对信息➡双方签字，做好记录

输血科检验人员参照本书"79"进行相关项目检测

配血完毕➡打印输血记录单➡通知送血人员到输血科取血

发血人员用75%酒精擦拭消毒血液转运箱➡与送血人员核对输血记录单、血液成分➡双方交接登记➡不同血液成分按要求装入血液转运箱

送血人员将血液送达用血科室➡实施手卫生➡用75%酒精擦拭消毒血液转运箱➡取出血袋➡与医护人员交接核对➡双方签字，做好记录

医护人员双人进行输血前核对➡按要求进行血液输注➡输血过程中密切观察并记录，如有输血不良反应，按照要求规范处理

输血完毕➡血袋用75%酒精擦拭消毒后放置于双层医疗废物包装袋内，至少保存1天➡参照本书"88"实施医疗废物规范化管理

医学影像感染防控流程

81. 医学影像（DR/CT）检查感染防控流程（参考）

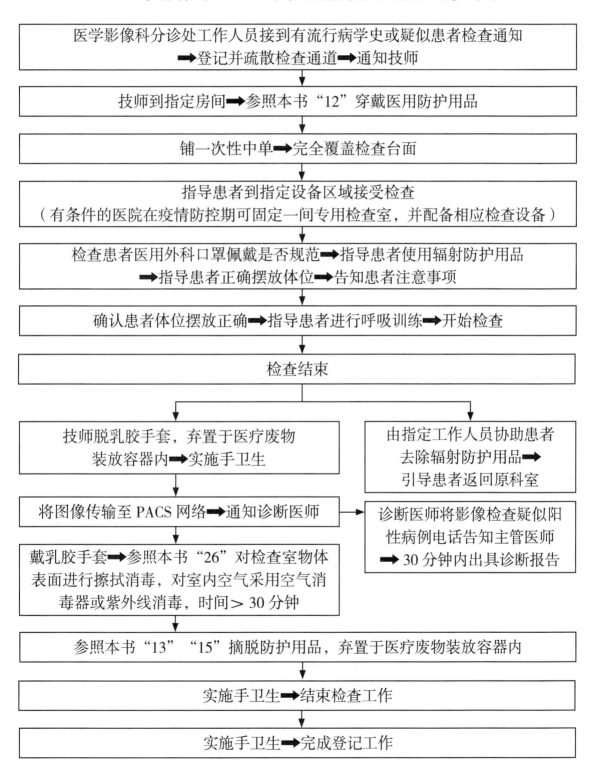

医学影像科分诊处工作人员接到有流行病学史或疑似患者检查通知➡登记并疏散检查通道➡通知技师

技师到指定房间➡参照本书"12"穿戴医用防护用品

铺一次性中单➡完全覆盖检查台面

指导患者到指定设备区域接受检查（有条件的医院在疫情防控期可固定一间专用检查室，并配备相应检查设备）

检查患者医用外科口罩佩戴是否规范➡指导患者使用辐射防护用品➡指导患者正确摆放体位➡告知患者注意事项

确认患者体位摆放正确➡指导患者进行呼吸训练➡开始检查

检查结束

技师脱乳胶手套，弃置于医疗废物装放容器内➡实施手卫生

由指定工作人员协助患者去除辐射防护用品➡引导患者返回原科室

将图像传输至 PACS 网络➡通知诊断医师

诊断医师将影像检查疑似阳性病例电话告知主管医师➡30 分钟内出具诊断报告

戴乳胶手套➡参照本书"26"对检查室物体表面进行擦拭消毒，对室内空气采用空气消毒器或紫外线消毒，时间 > 30 分钟

参照本书"13""15"摘脱防护用品，弃置于医疗废物装放容器内

实施手卫生➡结束检查工作

实施手卫生➡完成登记工作

病理标本检查感染防控流程

82. 病理标本检查感染防控流程（参考）

各科室凡涉及新冠肺炎患者的纸质病理申请单均须在右上角用红色钢笔标注"新冠"字样

↓

病理标本送检人员按规定将病理标本及病理申请单送至病理科

↓

病理标本接收人员➡实施手卫生➡穿工作服及一次性隔离衣➡
戴工作圆帽、医用外科口罩及乳胶手套➡核对及确认接收

↓

凡标注"新冠"标识的纸质病理申请单应使用紫外线正反两面分别照射消毒

↓

标本检查人员➡实施手卫生➡穿工作服及一次性隔离衣
➡戴工作圆帽、医用外科口罩、护目镜或防护面屏及乳胶手套

痰，涂片和胸、腹水标本			快速冰冻病理检查标本	常规手术病理检查标本	常规内镜活检标本

涂片标本	痰标本	胸、腹水标本	在下排风的取材台中取材后，充分冲洗台面及取材板，并用含有效氯 1 000 mg/L 的消毒液消毒，取材相关器械用 10% 中性福尔马林浸泡 30 分钟。单独冰冻切片机切片冰冻后需要停机，用含有效氯 1 000 mg/L 的消毒液消毒	用 5~10 倍体积的 10% 中性福尔马林充分固定标本 ➡ 24 小时后检材，检材剩余标本及时用 10% 中性福尔马林固定及密封储存	剩余标本及时用 10% 中性福尔马林固定及密闭储存
及时放入 95% 酒精固定缸内淹没固定	在盛痰杯内直接加入 10% 中性福尔马林 10 mL ➡ 固定 4~6 小时 ➡ 将凝固的痰液全部倒入组织盒内 ➡ 进入组织处理流程	体液离心包埋的离心管一定要加盖，防止气溶胶吸入污染，将离心机放入生物安全柜或通风橱，严格按生物安全操作规程，完成细胞块的制作流程。严格进行室内空气、台面、离心机的清洁消毒			

处理后的新鲜细胞学标本，尤其是胸水，需用 20 000 mg/L 含氯消毒液消毒后排放

各种无须继续保留的病理标本、检材剩余标本，用 10% 中性福尔马林固定、密封储存，用双层医疗废物包装袋分层封扎，并注明"新冠"标签，参照本书"88"实施医疗废物规范化管理

药事管理感染防控流程

83. 药品不良反应／事件收集上报流程（参考）

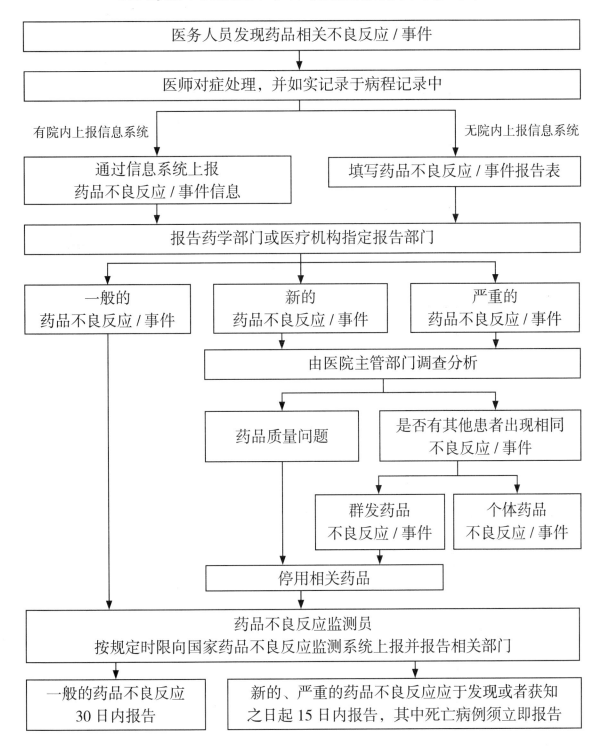

医务人员发现药品相关不良反应／事件

↓

医师对症处理，并如实记录于病程记录中

有院内上报信息系统 ← → 无院内上报信息系统

通过信息系统上报
药品不良反应／事件信息

填写药品不良反应／事件报告表

报告药学部门或医疗机构指定报告部门

- 一般的
  药品不良反应／事件
- 新的
  药品不良反应／事件
- 严重的
  药品不良反应／事件

由医院主管部门调查分析

- 药品质量问题
- 是否有其他患者出现相同
  不良反应／事件

群发药品
不良反应／事件

个体药品
不良反应／事件

停用相关药品

药品不良反应监测员
按规定时限向国家药品不良反应监测系统上报并报告相关部门

一般的药品不良反应
30 日内报告

新的、严重的药品不良反应应于发现或者获知
之日起 15 日内报告，其中死亡病例须立即报告

84. 发热门诊药品调剂工作流程（参考）

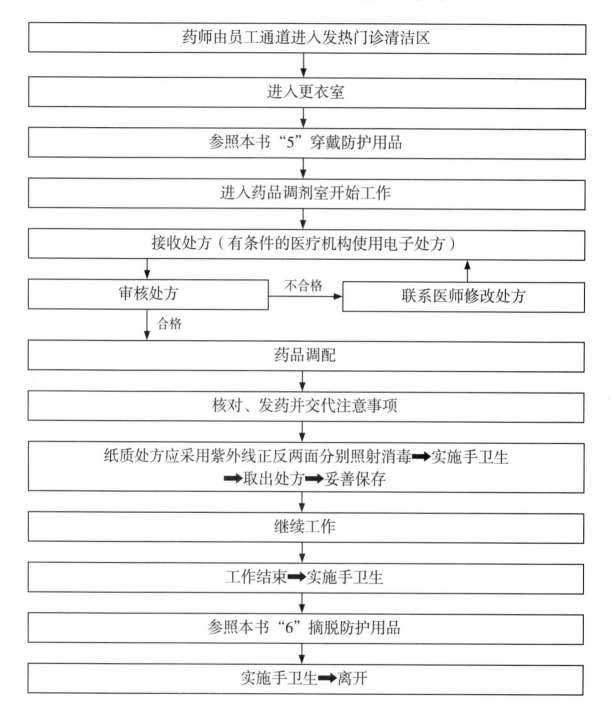

药师由员工通道进入发热门诊清洁区

↓

进入更衣室

↓

参照本书"5"穿戴防护用品

↓

进入药品调剂室开始工作

↓

接收处方（有条件的医疗机构使用电子处方）

↓

审核处方 ──不合格──→ 联系医师修改处方

↓合格

药品调配

↓

核对、发药并交代注意事项

↓

纸质处方应采用紫外线正反两面分别照射消毒➡实施手卫生➡取出处方➡妥善保存

↓

继续工作

↓

工作结束➡实施手卫生

↓

参照本书"6"摘脱防护用品

↓

实施手卫生➡离开

85.门（急）诊药品调剂工作流程（参考）

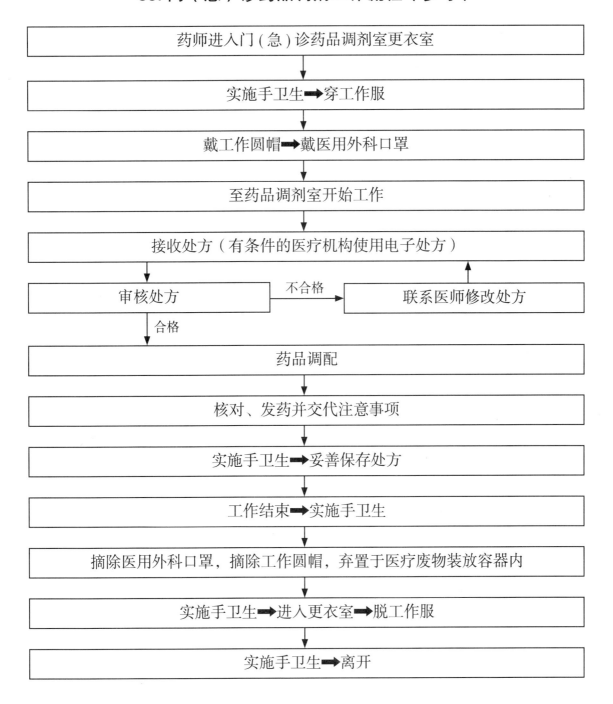

药师进入门（急）诊药品调剂室更衣室

↓

实施手卫生➡穿工作服

↓

戴工作圆帽➡戴医用外科口罩

↓

至药品调剂室开始工作

↓

接收处方（有条件的医疗机构使用电子处方）

↓

审核处方 ——不合格→ 联系医师修改处方

↓合格

药品调配

↓

核对、发药并交代注意事项

↓

实施手卫生➡妥善保存处方

↓

工作结束➡实施手卫生

↓

摘除医用外科口罩，摘除工作圆帽，弃置于医疗废物装放容器内

↓

实施手卫生➡进入更衣室➡脱工作服

↓

实施手卫生➡离开

86. 住院部药品调剂工作流程（参考）

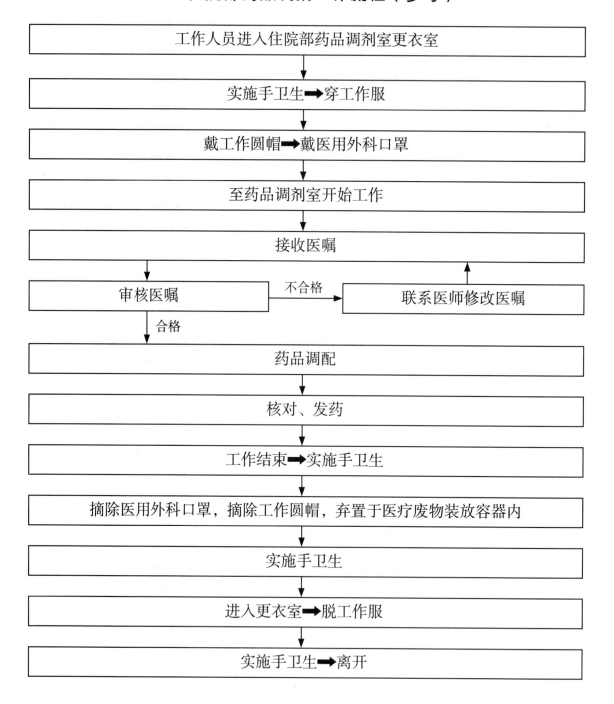

工作人员进入住院部药品调剂室更衣室

↓

实施手卫生➡穿工作服

↓

戴工作圆帽➡戴医用外科口罩

↓

至药品调剂室开始工作

↓

接收医嘱

↓

审核医嘱 ──不合格──→ 联系医师修改医嘱

│合格

药品调配

↓

核对、发药

↓

工作结束➡实施手卫生

↓

摘除医用外科口罩，摘除工作圆帽，弃置于医疗废物装放容器内

↓

实施手卫生

↓

进入更衣室➡脱工作服

↓

实施手卫生➡离开

87. 药品库房工作流程（参考）

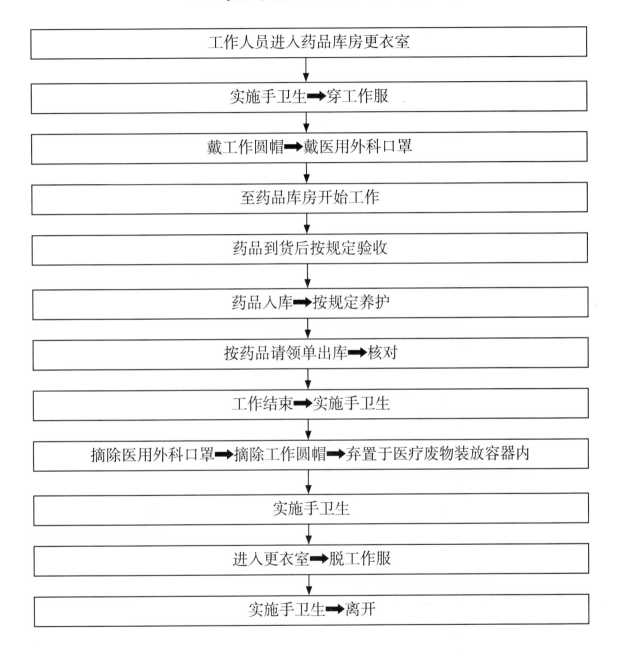

工作人员进入药品库房更衣室
实施手卫生➡穿工作服
戴工作圆帽➡戴医用外科口罩
至药品库房开始工作
药品到货后按规定验收
药品入库➡按规定养护
按药品请领单出库➡核对
工作结束➡实施手卫生
摘除医用外科口罩➡摘除工作圆帽➡弃置于医疗废物装放容器内
实施手卫生
进入更衣室➡脱工作服
实施手卫生➡离开

医院后勤管理感染防控流程

88.医疗废物规范化管理流程（参考）

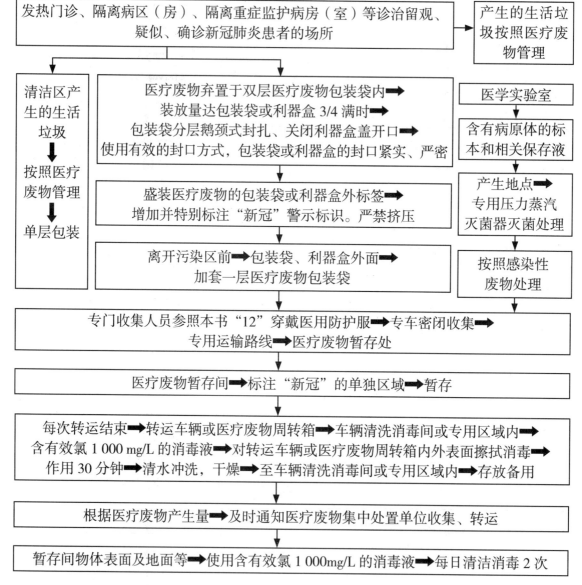

发热门诊、隔离病区（房）、隔离重症监护病房（室）等诊治留观、疑似、确诊新冠肺炎患者的场所

产生的生活垃圾按照医疗废物管理

清洁区产生的生活垃圾 ➡ 按照医疗废物管理 ➡ 单层包装

医疗废物弃置于双层医疗废物包装袋内 ➡ 装放量达包装袋或利器盒 3/4 满时 ➡ 包装袋分层鹅颈式封扎、关闭利器盒盖开口 ➡ 使用有效的封口方式，包装袋或利器盒的封口紧实、严密

医学实验室

含有病原体的标本和相关保存液

盛装医疗废物的包装袋或利器盒外标签 ➡ 增加并特别标注"新冠"警示标识。严禁挤压

产生地点 ➡ 专用压力蒸汽灭菌器灭菌处理

离开污染区前 ➡ 包装袋、利器盒外面 ➡ 加套一层医疗废物包装袋

按照感染性废物处理

专门收集人员参照本书"12"穿戴医用防护服 ➡ 专车密闭收集 ➡ 专用运输路线 ➡ 医疗废物暂存处

医疗废物暂存间 ➡ 标注"新冠"的单独区域 ➡ 暂存

每次转运结束 ➡ 转运车辆或医疗废物周转箱 ➡ 车辆清洗消毒间或专用区域内 ➡ 含有效氯 1 000 mg/L 的消毒液 ➡ 对转运车辆或医疗废物周转箱内外表面擦拭消毒 ➡ 作用 30 分钟 ➡ 清水冲洗，干燥 ➡ 至车辆清洗消毒间或专用区域内 ➡ 存放备用

根据医疗废物产生量 ➡ 及时通知医疗废物集中处置单位收集、转运

暂存间物体表面及地面等 ➡ 使用含有效氯 1 000mg/L 的消毒液 ➡ 每日清洁消毒 2 次

注：1. 医疗废物产生科室（部门）工作人员与运送人员、运送人员与医疗废物暂存处工作人员之间，逐项填写"医院医疗废物收集登记表"，双本双签字。登记资料保存 4 年。

2. 医疗废物暂存处工作人员与医疗废物集中处置单位转运人员逐项填写"危险废物转移联单"（医疗机构专用），双方签字。"危险废物转移联单"保存 4 年。

3. 非诊治新冠肺炎科室等场所，严格执行本单位《医疗废物管理制度》。

89.污水处理站工作人员穿脱防护用品流程（参考）

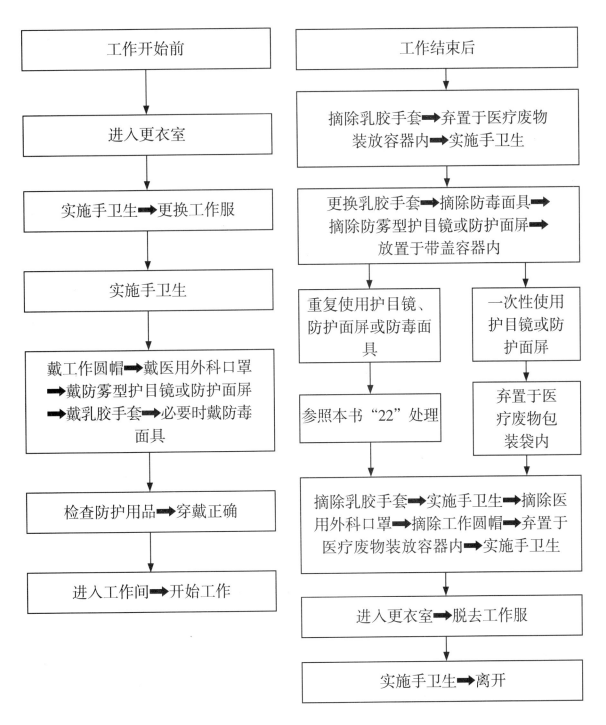

90. 医疗污水应急处理流程（参考）

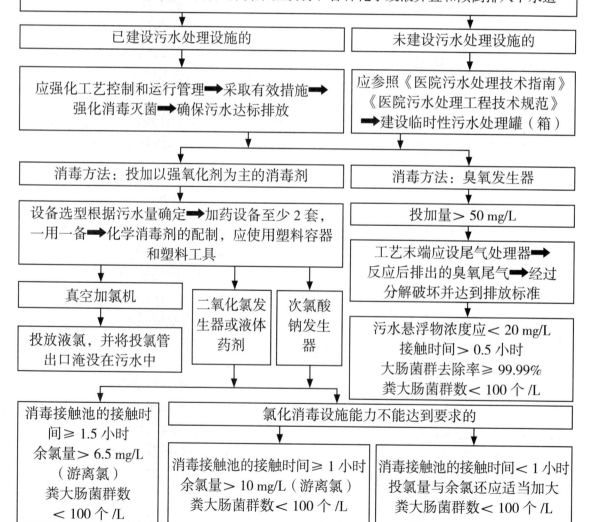

按照《关于做好新型冠状病毒感染的肺炎疫情医疗污水和城镇污水监管工作的通知》（环办水体函〔2020〕52号）（以下简称《通知》）要求➡做到医疗污水处理管理规范➡防止新型冠状病毒➡通过污水传播扩散

医疗机构应依据《新型冠状病毒污染的医疗污水应急处理技术方案（试行）》《通知》的要求➡对产生的污水➡按照传染病医疗机构污水进行管控➡强化杀菌消毒➡确保出水粪大肠菌群数等各项指标达到《医疗机构水污染物排放标准》的要求

污水应急处理中，要加强污水处理站废弃、污泥排放的控制和管理，位于室内的污水处理工程应设有强制性通风设备➡防止病原体在不同介质中转移➡禁止将污水直接排放或处理未达标排放➡不得将固体传染性废物、各种化学废液弃置和倾倒排入下水道

已建设污水处理设施的	未建设污水处理设施的
应强化工艺控制和运行管理➡采取有效措施强化消毒灭菌➡确保污水达标排放	应参照《医院污水处理技术指南》《医院污水处理工程技术规范》➡建设临时性污水处理罐（箱）
消毒方法：投加以强氧化剂为主的消毒剂	消毒方法：臭氧发生器
设备选型根据污水量确定➡加药设备至少2套，一用一备➡化学消毒剂的配制，应使用塑料容器和塑料工具	投加量 > 50 mg/L

工艺末端应设尾气处理器➡反应后排出的臭氧尾气➡经过分解破坏并达到排放标准

污水悬浮物浓度应 < 20 mg/L
接触时间 > 0.5 小时
大肠菌群去除率 ≥ 99.99%
粪大肠菌群数 < 100 个 /L

真空加氯机 | 二氧化氯发生器或液体药剂 | 次氯酸钠发生器

投放液氯，并将投氯管出口淹没在污水中

消毒接触池的接触时间 ≥ 1.5 小时
余氯量 > 6.5 mg/L
（游离氯）
粪大肠菌群数 < 100 个 /L

氯化消毒设施能力不能达到要求的

消毒接触池的接触时间 ≥ 1 小时
余氯量 > 10 mg/L（游离氯）
粪大肠菌群数 < 100 个 /L

消毒接触池的接触时间 < 1 小时
投氯量与余氯还应适当加大
粪大肠菌群数 < 100 个 /L

91. 电梯清洁消毒流程（参考）

疫情期间门诊、病房固定专用电梯 ➡ 满足留观、疑似或确诊新冠肺炎患者外出检查、转运等需求 ➡ 设警示标识

⬇

电梯员实施手卫生 ➡ 更换工作服，戴工作圆帽、医用外科口罩

⬇	
普通医用电梯	运送新冠肺炎疑似、确诊患者专用电梯
⬇	⬇
电梯使用前 ➡ 戴乳胶手套 ➡ 使用含有效氯 500 mg/L 的消毒液对电梯轿厢壁、按键、地面进行清洁消毒，作用时间 > 30 分钟，清水擦拭干净	实施手卫生 ➡ 戴工作圆帽 ➡ 戴医用防护口罩 ➡ 穿医用防护服 ➡ 戴乳胶手套
⬇	⬇
正常运行	电梯使用前 ➡ 使用含有效氯 2 000 mg/L 的消毒液对电梯轿厢壁、按键、地面进行清洁消毒，作用时间 > 30 分钟，清水擦拭干净
⬇	⬇
实施手卫生	运送患者至指定楼层
⬇	⬇
摘除医用外科口罩、工作圆帽等防护用品 ➡ 弃置于医疗废物装放容器内	电梯使用后 ➡ 使用含有效氯 2 000 mg/L 的消毒液对电梯轿厢壁、按键、地面进行清洁消毒，作用时间 > 30 分钟，清水擦拭干净
⬇	⬇
脱去工作服 ➡ 实施手卫生	实施手卫生 ➡ 摘除乳胶手套 ➡ 脱医用防护服 ➡ 实施手卫生 ➡ 摘除医用防护口罩 ➡ 摘除工作圆帽 ➡ 弃置于医疗废物装放容器内 ➡ 实施手卫生

⬇

离开工作岗位

92. 医用真空机组管控流程（参考）

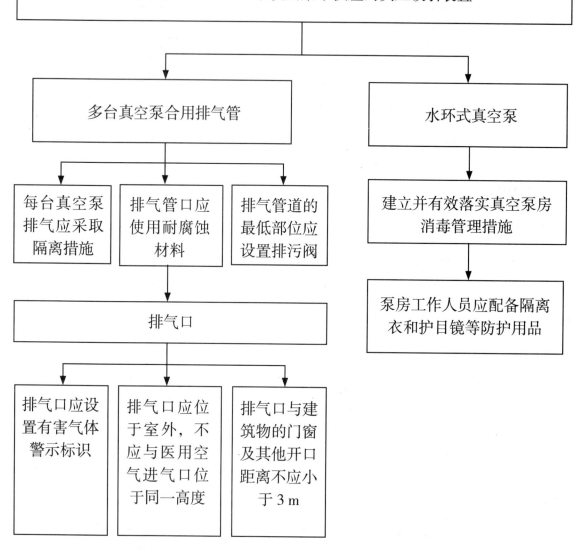

认真落实《国家卫生健康委办公厅关于全面紧急排查定点收治医院真空泵排气口位置的通知》（国卫办医函〔2020〕104号）的要求，加强对医用真空机组的管控，在治疗中严禁使用集中供应的负压吸引装置

多台真空泵合用排气管

水环式真空泵

每台真空泵排气应采取隔离措施

排气管口应使用耐腐蚀材料

排气管道的最低部位应设置排污阀

建立并有效落实真空泵房消毒管理措施

泵房工作人员应配备隔离衣和护目镜等防护用品

排气口

排气口应设置有害气体警示标识

排气口应位于室外，不应与医用空气进气口位于同一高度

排气口与建筑物的门窗及其他开口距离不应小于3m

93. 自助服务设备感染防控流程（参考）

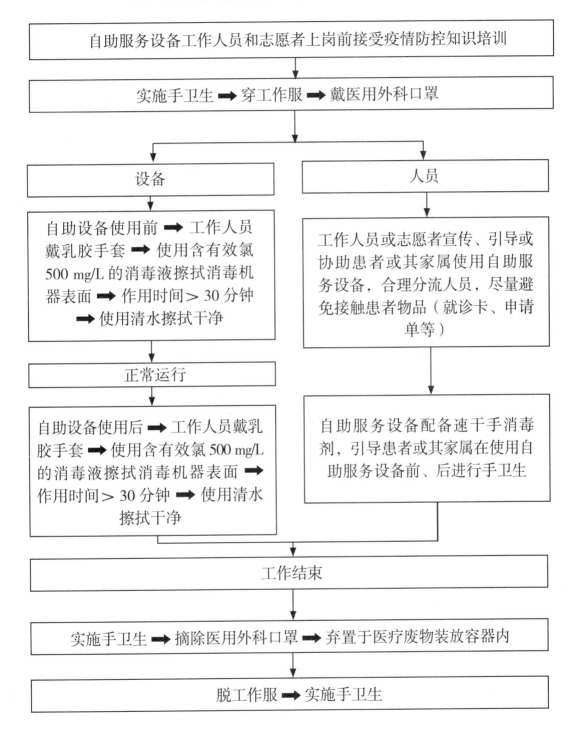

自助服务设备工作人员和志愿者上岗前接受疫情防控知识培训

实施手卫生 ➡ 穿工作服 ➡ 戴医用外科口罩

设备

人员

自助设备使用前 ➡ 工作人员戴乳胶手套 ➡ 使用含有效氯 500 mg/L 的消毒液擦拭消毒机器表面 ➡ 作用时间 > 30 分钟 ➡ 使用清水擦拭干净

工作人员或志愿者宣传、引导或协助患者或其家属使用自助服务设备，合理分流人员，尽量避免接触患者物品（就诊卡、申请单等）

正常运行

自助设备使用后 ➡ 工作人员戴乳胶手套 ➡ 使用含有效氯 500 mg/L 的消毒液擦拭消毒机器表面 ➡ 作用时间 > 30 分钟 ➡ 使用清水擦拭干净

自助服务设备配备速干手消毒剂，引导患者或其家属在使用自助服务设备前、后进行手卫生

工作结束

实施手卫生 ➡ 摘除医用外科口罩 ➡ 弃置于医疗废物装放容器内

脱工作服 ➡ 实施手卫生

94. 收费处工作人员感染防控流程（参考）

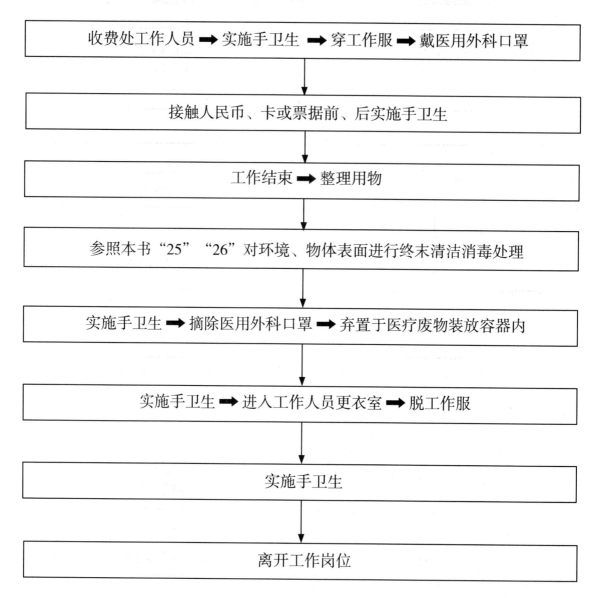

收费处工作人员 ➡ 实施手卫生 ➡ 穿工作服 ➡ 戴医用外科口罩

接触人民币、卡或票据前、后实施手卫生

工作结束 ➡ 整理用物

参照本书"25""26"对环境、物体表面进行终末清洁消毒处理

实施手卫生 ➡ 摘除医用外科口罩 ➡ 弃置于医疗废物装放容器内

实施手卫生 ➡ 进入工作人员更衣室 ➡ 脱工作服

实施手卫生

离开工作岗位

95. 仪器设备维护保养及后勤维修人员感染防控流程（参考）

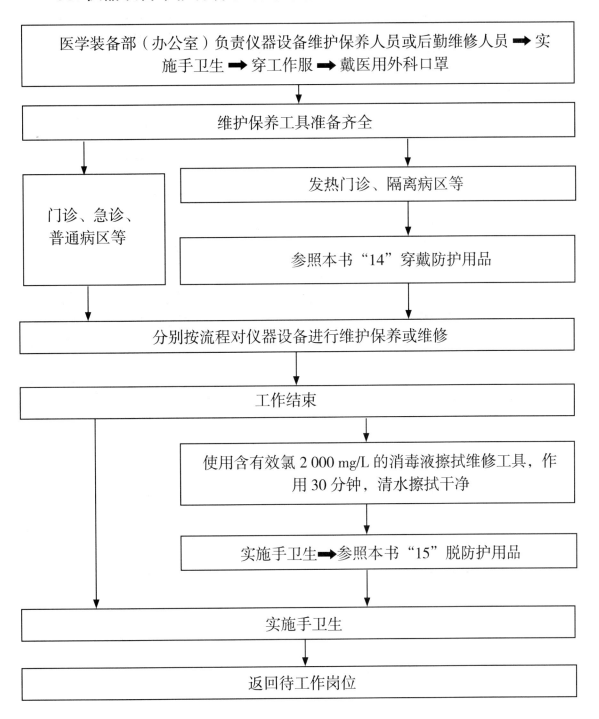

医学装备部（办公室）负责仪器设备维护保养人员或后勤维修人员 ➡ 实施手卫生 ➡ 穿工作服 ➡ 戴医用外科口罩

维护保养工具准备齐全

门诊、急诊、普通病区等

发热门诊、隔离病区等

参照本书"14"穿戴防护用品

分别按流程对仪器设备进行维护保养或维修

工作结束

使用含有效氯 2 000 mg/L 的消毒液擦拭维修工具，作用 30 分钟，清水擦拭干净

实施手卫生 ➡ 参照本书"15"脱防护用品

实施手卫生

返回待工作岗位

96.保洁员感染防控流程（参考）

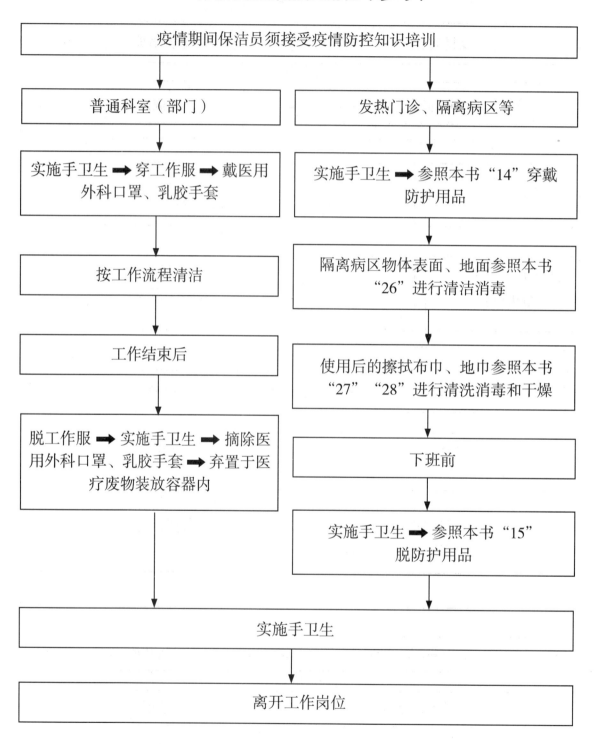

疫情期间保洁员须接受疫情防控知识培训

普通科室（部门）

发热门诊、隔离病区等

实施手卫生 ➡ 穿工作服 ➡ 戴医用外科口罩、乳胶手套

实施手卫生 ➡ 参照本书"14"穿戴防护用品

按工作流程清洁

隔离病区物体表面、地面参照本书"26"进行清洁消毒

工作结束后

使用后的擦拭布巾、地巾参照本书"27""28"进行清洗消毒和干燥

脱工作服 ➡ 实施手卫生 ➡ 摘除医用外科口罩、乳胶手套 ➡ 弃置于医疗废物装放容器内

下班前

实施手卫生 ➡ 参照本书"15"脱防护用品

实施手卫生

离开工作岗位

97.安保人员感染防控流程（参考）

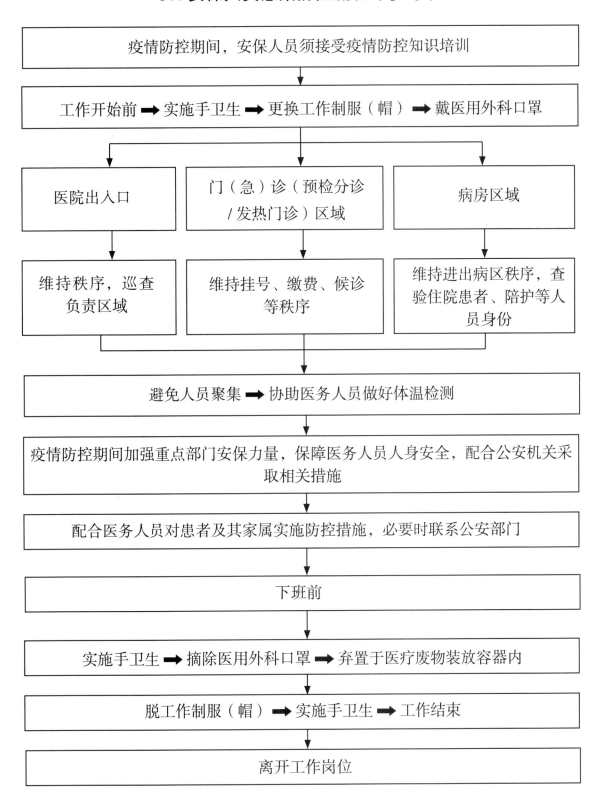

疫情防控期间，安保人员须接受疫情防控知识培训

工作开始前 ➡ 实施手卫生 ➡ 更换工作制服（帽）➡ 戴医用外科口罩

医院出入口	门（急）诊（预检分诊/发热门诊）区域	病房区域
维持秩序，巡查负责区域	维持挂号、缴费、候诊等秩序	维持进出病区秩序，查验住院患者、陪护等人员身份

避免人员聚集 ➡ 协助医务人员做好体温检测

疫情防控期间加强重点部门安保力量，保障医务人员人身安全，配合公安机关采取相关措施

配合医务人员对患者及其家属实施防控措施，必要时联系公安部门

下班前

实施手卫生 ➡ 摘除医用外科口罩 ➡ 弃置于医疗废物装放容器内

脱工作制服（帽）➡ 实施手卫生 ➡ 工作结束

离开工作岗位

居家隔离医学观察感染防控流程

98.居家隔离医学观察随访者感染防控流程（参考）

根据《国家卫生健康委办公厅关于印发新型冠状病毒感染的肺炎防控中居家隔离医学观察感染防控指引（试行）的通知》（国卫办医函〔2020〕106号）的要求，指导居家隔离医学观察的感染防控

↓

访视时应向居家隔离医学观察人员开展咳嗽礼仪和手卫生等健康宣教

↓

随访者实地访视居家隔离医学观察人员时

↓

佩戴工作圆帽、医用外科口罩或医用防护口罩，穿工作服、隔离衣 ➡ 防护用品每班更换；污染、破损时随时更换

↓

需要采集呼吸道标本时，加戴护目镜或防护面屏 ➡ 医用外科口罩换为医用防护口罩 ➡ 戴乳胶手套

↓

需要为居家隔离医学观察人员进行检查而须密切接触时 ➡ 可加戴乳胶手套 ➡ 检查完脱除手套进行手消毒，更换隔离衣

↓

随访者与居家隔离医学观察人员接触时保持1m以上的距离 ➡ 现场随访及采样时尽量保持房间通风良好 ➡ 被访视对象应当处于下风处

↓

接触居家隔离医学观察人员前、后，或者离开其住所时，进行手卫生 ➡ 用速干手消毒剂揉搓双手至干 ➡ 不要用手接触自己的皮肤、眼睛、口鼻等处 ➡ 必须接触时先进行手卫生

↓

随访中产生的医疗废物随身带回所在机构实施规范化管理

注：1.电话或微信视频访视时，无须个人防护；
　　2.居家隔离医学观察随访者至少须随身携带：健康教育宣传单（主要是咳嗽礼仪与手卫生等知识）、速干手消毒剂、护目镜或防护面屏、乳胶手套、医用外科口罩、医用防护口罩、一次性隔离衣、医疗废物专用包装袋。

99. 居家隔离医学观察人员感染防控流程（参考）

居家隔离医学观察人员可选择家庭中通风较好的房间隔离 ➡ 多开窗通风 ➡ 保持房门随时关闭 ➡ 在打开与其他家庭成员或室友相通的房门时，先开窗通风

在隔离房间活动可以不戴口罩 ➡ 离开隔离房间时须戴医用外科口罩 ➡ 佩戴新口罩前后和处理用过的口罩后 ➡ 及时洗手

不随意离开隔离房间 ➡ 必须离开隔离房间时 ➡ 先戴好医用外科口罩 ➡ 洗手或手消毒后再出门

尽可能不与其他家庭成员或室友接触 ➡ 必须接触时，保持 1 m 以上距离 ➡ 尽量处于下风处

居家隔离医学观察人员生活用品与其他家庭成员或室友须分开 ➡ 避免交叉污染

避免使用中央空调

居家隔离医学观察人员应保持充足的休息时间和充足的营养 ➡ 最好限制在隔离房间中进食、饮水 ➡ 尽量不共用卫生间 ➡ 必须共用时须分时段 ➡ 用后通风并用 75% 酒精等消毒剂消毒接触身体的物体表面

讲究咳嗽礼仪，咳嗽时用纸巾遮盖口鼻。不随地吐痰，用后纸巾及口罩弃置于专门的带盖垃圾桶内

用过的物品及时进行清洁消毒

按照居家隔离医学观察通知，每日上午、下午分别测量体温 1 次 ➡ 自觉发热时随时测量并记录 ➡ 出现发热、咳嗽、气促等急性呼吸道症状时，及时联系隔离点观察人员

100. 居家隔离医学观察人员的家庭成员或室友感染防控流程（参考）

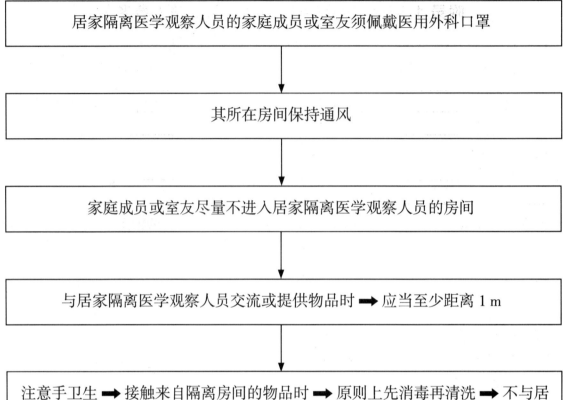

居家隔离医学观察人员的家庭成员或室友须佩戴医用外科口罩

其所在房间保持通风

家庭成员或室友尽量不进入居家隔离医学观察人员的房间

与居家隔离医学观察人员交流或提供物品时 ➡ 应当至少距离 1 m

注意手卫生 ➡ 接触来自隔离房间的物品时 ➡ 原则上先消毒再清洗 ➡ 不与居家隔离医学观察人员共用餐饮器具及其他物品

注：其他人员如物业保洁人员、保安人员等须接触居家隔离医学观察人员时，按居家隔离医学观察随访者要求使用防护用品，并正确穿戴和摘脱。

附 录

附录 1. 新冠肺炎患者普通膳食周食谱（参考）

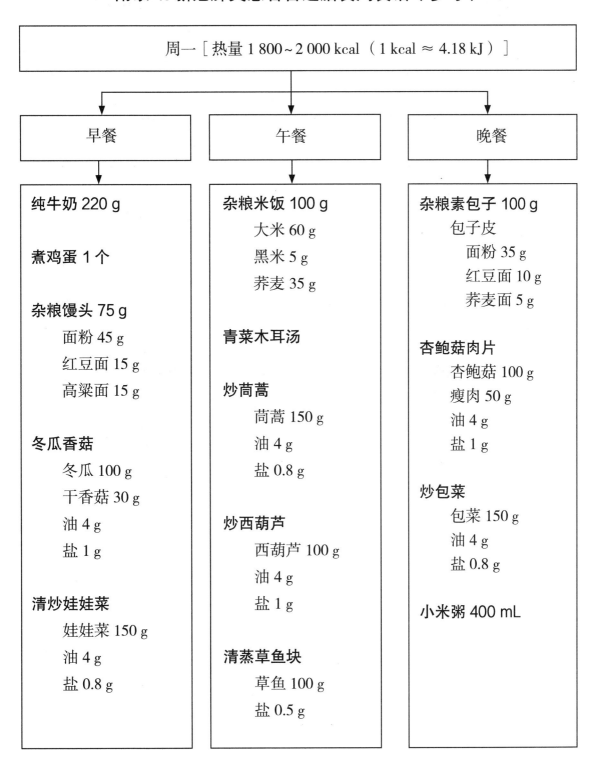

周一 [热量 1 800～2 000 kcal （ 1 kcal ≈ 4.18 kJ ）]

早餐	午餐	晚餐

早餐

纯牛奶 220 g

煮鸡蛋 1 个

杂粮馒头 75 g
　　面粉 45 g
　　红豆面 15 g
　　高粱面 15 g

冬瓜香菇
　　冬瓜 100 g
　　干香菇 30 g
　　油 4 g
　　盐 1 g

清炒娃娃菜
　　娃娃菜 150 g
　　油 4 g
　　盐 0.8 g

午餐

杂粮米饭 100 g
　　大米 60 g
　　黑米 5 g
　　荞麦 35 g

青菜木耳汤

炒茼蒿
　　茼蒿 150 g
　　油 4 g
　　盐 0.8 g

炒西葫芦
　　西葫芦 100 g
　　油 4 g
　　盐 1 g

清蒸草鱼块
　　草鱼 100 g
　　盐 0.5 g

晚餐

杂粮素包子 100 g
　　包子皮
　　　　面粉 35 g
　　　　红豆面 10 g
　　　　荞麦面 5 g

杏鲍菇肉片
　　杏鲍菇 100 g
　　瘦肉 50 g
　　油 4 g
　　盐 1 g

炒包菜
　　包菜 150 g
　　油 4 g
　　盐 0.8 g

小米粥 400 mL

续表

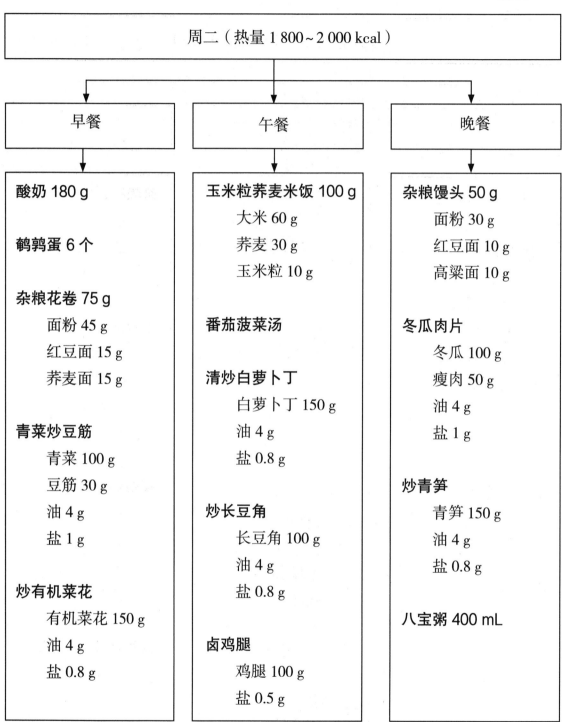

周二（热量 1 800~2 000 kcal）

早餐	午餐	晚餐
酸奶 180 g 鹌鹑蛋 6 个 杂粮花卷 75 g 　面粉 45 g 　红豆面 15 g 　荞麦面 15 g 青菜炒豆筋 　青菜 100 g 　豆筋 30 g 　油 4 g 　盐 1 g 炒有机菜花 　有机菜花 150 g 　油 4 g 　盐 0.8 g	玉米粒荞麦米饭 100 g 　大米 60 g 　荞麦 30 g 　玉米粒 10 g 番茄菠菜汤 清炒白萝卜丁 　白萝卜丁 150 g 　油 4 g 　盐 0.8 g 炒长豆角 　长豆角 100 g 　油 4 g 　盐 0.8 g 卤鸡腿 　鸡腿 100 g 　盐 0.5 g	杂粮馒头 50 g 　面粉 30 g 　红豆面 10 g 　高粱面 10 g 冬瓜肉片 　冬瓜 100 g 　瘦肉 50 g 　油 4 g 　盐 1 g 炒青笋 　青笋 150 g 　油 4 g 　盐 0.8 g 八宝粥 400 mL

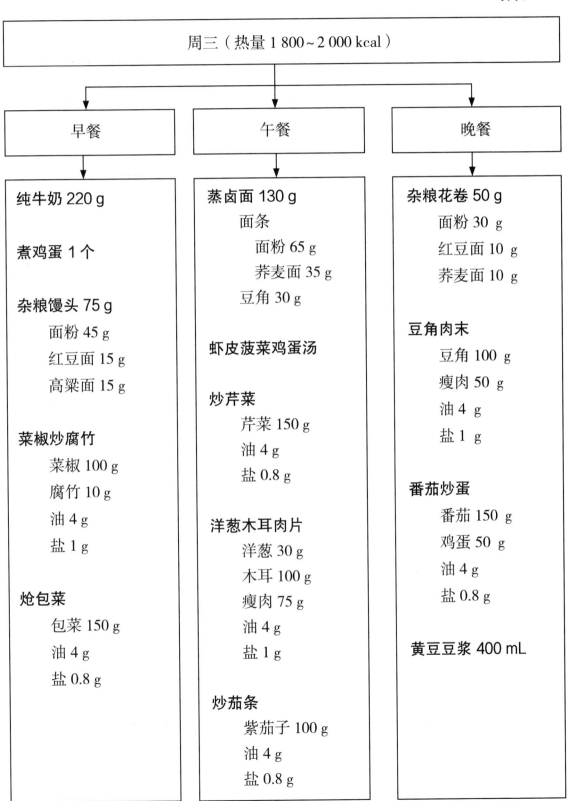

周三（热量 1 800~2 000 kcal）

早餐

纯牛奶 220 g

煮鸡蛋 1 个

杂粮馒头 75 g
  面粉 45 g
  红豆面 15 g
  高粱面 15 g

菜椒炒腐竹
  菜椒 100 g
  腐竹 10 g
  油 4 g
  盐 1 g

炝包菜
  包菜 150 g
  油 4 g
  盐 0.8 g

午餐

蒸卤面 130 g
  面条
    面粉 65 g
    荞麦面 35 g
  豆角 30 g

虾皮菠菜鸡蛋汤

炒芹菜
  芹菜 150 g
  油 4 g
  盐 0.8 g

洋葱木耳肉片
  洋葱 30 g
  木耳 100 g
  瘦肉 75 g
  油 4 g
  盐 1 g

炒茄条
  紫茄子 100 g
  油 4 g
  盐 0.8 g

晚餐

杂粮花卷 50 g
  面粉 30 g
  红豆面 10 g
  荞麦面 10 g

豆角肉末
  豆角 100 g
  瘦肉 50 g
  油 4 g
  盐 1 g

番茄炒蛋
  番茄 150 g
  鸡蛋 50 g
  油 4 g
  盐 0.8 g

黄豆豆浆 400 mL

续表

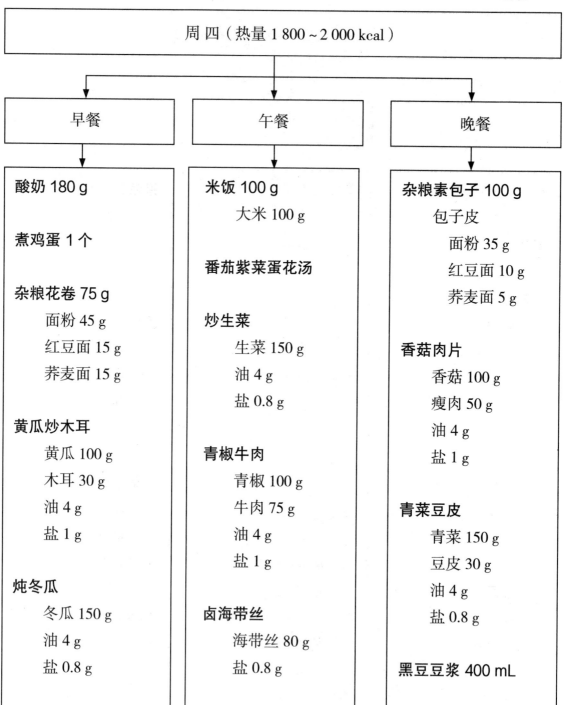

周四（热量 1 800~2 000 kcal）

早餐	午餐	晚餐

早餐

酸奶 180 g

煮鸡蛋 1 个

杂粮花卷 75 g
 面粉 45 g
 红豆面 15 g
 荞麦面 15 g

黄瓜炒木耳
 黄瓜 100 g
 木耳 30 g
 油 4 g
 盐 1 g

炖冬瓜
 冬瓜 150 g
 油 4 g
 盐 0.8 g

午餐

米饭 100 g
 大米 100 g

番茄紫菜蛋花汤

炒生菜
 生菜 150 g
 油 4 g
 盐 0.8 g

青椒牛肉
 青椒 100 g
 牛肉 75 g
 油 4 g
 盐 1 g

卤海带丝
 海带丝 80 g
 盐 0.8 g

晚餐

杂粮素包子 100 g
 包子皮
  面粉 35 g
  红豆面 10 g
  荞麦面 5 g

香菇肉片
 香菇 100 g
 瘦肉 50 g
 油 4 g
 盐 1 g

青菜豆皮
 青菜 150 g
 豆皮 30 g
 油 4 g
 盐 0.8 g

黑豆豆浆 400 mL

续表

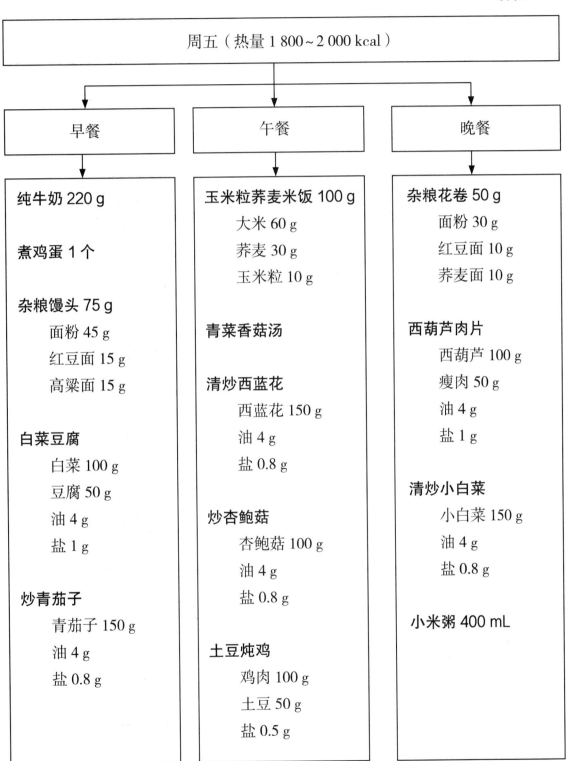

周五（热量 1 800~2 000 kcal）

早餐

纯牛奶 220 g

煮鸡蛋 1 个

杂粮馒头 75 g
　面粉 45 g
　红豆面 15 g
　高粱面 15 g

白菜豆腐
　白菜 100 g
　豆腐 50 g
　油 4 g
　盐 1 g

炒青茄子
　青茄子 150 g
　油 4 g
　盐 0.8 g

午餐

玉米粒荞麦米饭 100 g
　大米 60 g
　荞麦 30 g
　玉米粒 10 g

青菜香菇汤

清炒西蓝花
　西蓝花 150 g
　油 4 g
　盐 0.8 g

炒杏鲍菇
　杏鲍菇 100 g
　油 4 g
　盐 0.8 g

土豆炖鸡
　鸡肉 100 g
　土豆 50 g
　盐 0.5 g

晚餐

杂粮花卷 50 g
　面粉 30 g
　红豆面 10 g
　荞麦面 10 g

西葫芦肉片
　西葫芦 100 g
　瘦肉 50 g
　油 4 g
　盐 1 g

清炒小白菜
　小白菜 150 g
　油 4 g
　盐 0.8 g

小米粥 400 mL

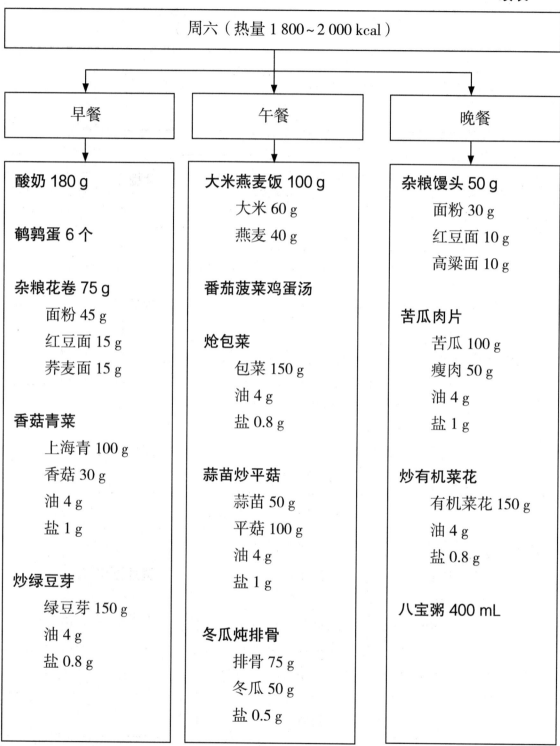

周六（热量 1 800~2 000 kcal）

早餐	午餐	晚餐

早餐

酸奶 180 g

鹌鹑蛋 6 个

杂粮花卷 75 g
    面粉 45 g
    红豆面 15 g
    荞麦面 15 g

香菇青菜
    上海青 100 g
    香菇 30 g
    油 4 g
    盐 1 g

炒绿豆芽
    绿豆芽 150 g
    油 4 g
    盐 0.8 g

午餐

大米燕麦饭 100 g
    大米 60 g
    燕麦 40 g

番茄菠菜鸡蛋汤

炝包菜
    包菜 150 g
    油 4 g
    盐 0.8 g

蒜苗炒平菇
    蒜苗 50 g
    平菇 100 g
    油 4 g
    盐 1 g

冬瓜炖排骨
    排骨 75 g
    冬瓜 50 g
    盐 0.5 g

晚餐

杂粮馒头 50 g
    面粉 30 g
    红豆面 10 g
    高粱面 10 g

苦瓜肉片
    苦瓜 100 g
    瘦肉 50 g
    油 4 g
    盐 1 g

炒有机菜花
    有机菜花 150 g
    油 4 g
    盐 0.8 g

八宝粥 400 mL

续表

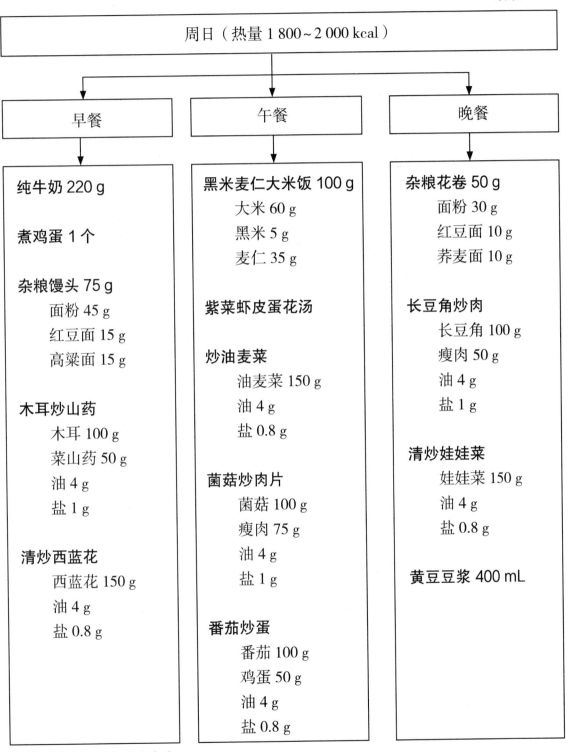

周日（热量 1 800 ~ 2 000 kcal）

早餐

纯牛奶 220 g

煮鸡蛋 1 个

杂粮馒头 75 g
　面粉 45 g
　红豆面 15 g
　高粱面 15 g

木耳炒山药
　木耳 100 g
　菜山药 50 g
　油 4 g
　盐 1 g

清炒西蓝花
　西蓝花 150 g
　油 4 g
　盐 0.8 g

午餐

黑米麦仁大米饭 100 g
　大米 60 g
　黑米 5 g
　麦仁 35 g

紫菜虾皮蛋花汤

炒油麦菜
　油麦菜 150 g
　油 4 g
　盐 0.8 g

菌菇炒肉片
　菌菇 100 g
　瘦肉 75 g
　油 4 g
　盐 1 g

番茄炒蛋
　番茄 100 g
　鸡蛋 50 g
　油 4 g
　盐 0.8 g

晚餐

杂粮花卷 50 g
　面粉 30 g
　红豆面 10 g
　荞麦面 10 g

长豆角炒肉
　长豆角 100 g
　瘦肉 50 g
　油 4 g
　盐 1 g

清炒娃娃菜
　娃娃菜 150 g
　油 4 g
　盐 0.8 g

黄豆豆浆 400 mL

注：1. 食谱中的重量均为生重；

　　2. 老年患者应选用易消化的杂粮，如小米、藜麦、红米、薯类，食物宜软烂；

　　3. 可适量加食水果，每日 200~300 g。

附录 2. 新冠肺炎患者流质膳食周食谱（参考）

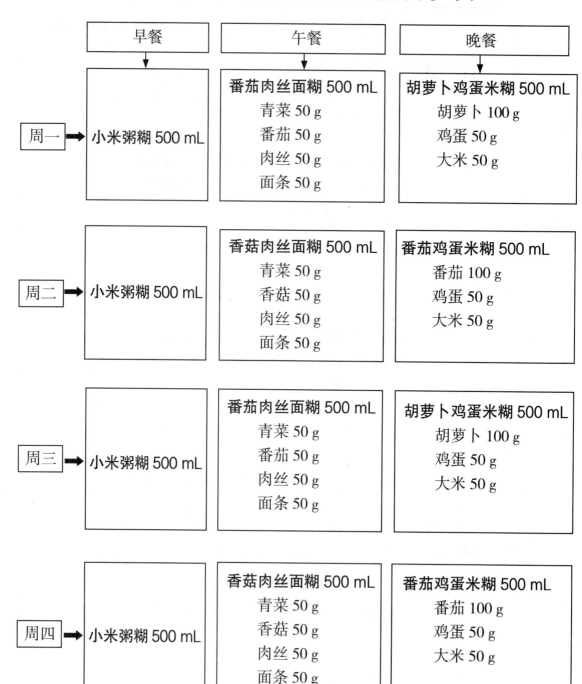

	早餐	午餐	晚餐
周一	小米粥糊 500 mL	番茄肉丝面糊 500 mL 青菜 50 g 番茄 50 g 肉丝 50 g 面条 50 g	胡萝卜鸡蛋米糊 500 mL 胡萝卜 100 g 鸡蛋 50 g 大米 50 g
周二	小米粥糊 500 mL	香菇肉丝面糊 500 mL 青菜 50 g 香菇 50 g 肉丝 50 g 面条 50 g	番茄鸡蛋米糊 500 mL 番茄 100 g 鸡蛋 50 g 大米 50 g
周三	小米粥糊 500 mL	番茄肉丝面糊 500 mL 青菜 50 g 番茄 50 g 肉丝 50 g 面条 50 g	胡萝卜鸡蛋米糊 500 mL 胡萝卜 100 g 鸡蛋 50 g 大米 50 g
周四	小米粥糊 500 mL	香菇肉丝面糊 500 mL 青菜 50 g 香菇 50 g 肉丝 50 g 面条 50 g	番茄鸡蛋米糊 500 mL 番茄 100 g 鸡蛋 50 g 大米 50 g

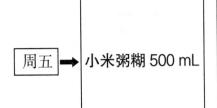

周五 → 小米粥糊 500 mL	番茄肉丝面糊 500 mL 青菜 50 g 番茄 50 g 肉丝 50 g 面条 50 g	胡萝卜鸡蛋米糊 500 mL 胡萝卜 100 g 鸡蛋 50 g 大米 50 g

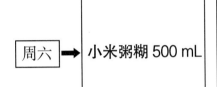

周六 → 小米粥糊 500 mL	香菇肉丝面糊 500 mL 青菜 50 g 香菇 50 g 肉丝 50 g 面条 50 g	番茄鸡蛋米糊 500 mL 番茄 100 g 鸡蛋 50 g 大米 50 g

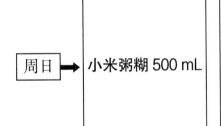

周日 → 小米粥糊 500 mL	番茄肉丝面糊 500 mL 青菜 50 g 番茄 50 g 肉丝 50 g 面条 50 g	胡萝卜鸡蛋米糊 500 mL 胡萝卜 100 g 鸡蛋 50 g 大米 50 g

注：1. 早加餐、午加餐、晚加餐均为全营养配方营养液 250 mL，每日总热量为 1 600 kcal；

2. 午、晚餐烹调：用油 5 g/ 份、盐 2 g/ 份，食物均为生重；

3. 食物制熟后用搅拌机打为糊状；

4. 糖尿病患者的流质膳食须将主食更换为杂粮、杂粮面等。

附录 3. 新冠肺炎患者糖尿病膳食周食谱（参考）

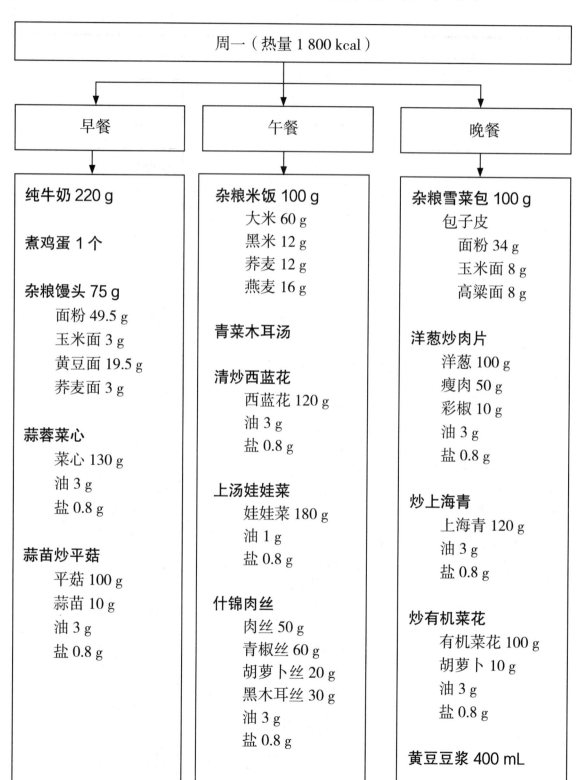

周一（热量 1 800 kcal）

早餐

纯牛奶 220 g

煮鸡蛋 1 个

杂粮馒头 75 g
　　面粉 49.5 g
　　玉米面 3 g
　　黄豆面 19.5 g
　　荞麦面 3 g

蒜蓉菜心
　　菜心 130 g
　　油 3 g
　　盐 0.8 g

蒜苗炒平菇
　　平菇 100 g
　　蒜苗 10 g
　　油 3 g
　　盐 0.8 g

午餐

杂粮米饭 100 g
　　大米 60 g
　　黑米 12 g
　　荞麦 12 g
　　燕麦 16 g

青菜木耳汤

清炒西蓝花
　　西蓝花 120 g
　　油 3 g
　　盐 0.8 g

上汤娃娃菜
　　娃娃菜 180 g
　　油 1 g
　　盐 0.8 g

什锦肉丝
　　肉丝 50 g
　　青椒丝 60 g
　　胡萝卜丝 20 g
　　黑木耳丝 30 g
　　油 3 g
　　盐 0.8 g

晚餐

杂粮雪菜包 100 g
　　包子皮
　　面粉 34 g
　　玉米面 8 g
　　高粱面 8 g

洋葱炒肉片
　　洋葱 100 g
　　瘦肉 50 g
　　彩椒 10 g
　　油 3 g
　　盐 0.8 g

炒上海青
　　上海青 120 g
　　油 3 g
　　盐 0.8 g

炒有机菜花
　　有机菜花 100 g
　　胡萝卜 10 g
　　油 3 g
　　盐 0.8 g

黄豆豆浆 400 mL

续表

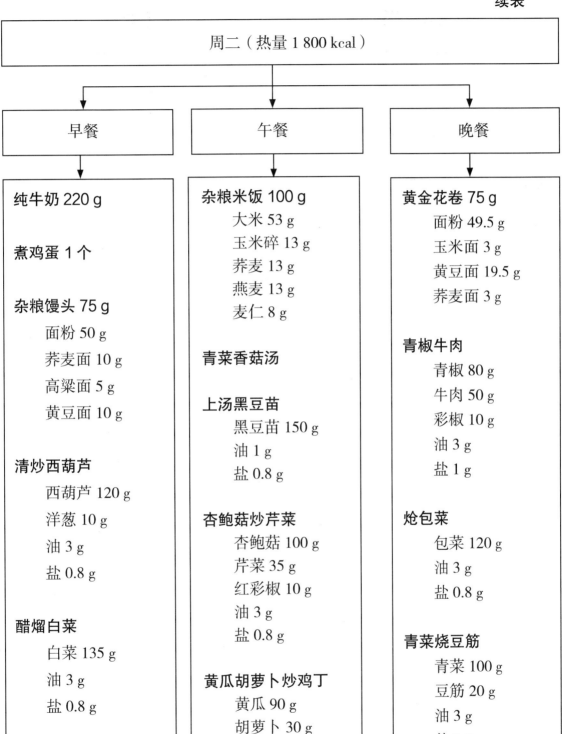

周二（热量 1 800 kcal）

早餐	午餐	晚餐
纯牛奶 220 g 煮鸡蛋 1 个 杂粮馒头 75 g 　面粉 50 g 　荞麦面 10 g 　高粱面 5 g 　黄豆面 10 g 清炒西葫芦 　西葫芦 120 g 　洋葱 10 g 　油 3 g 　盐 0.8 g 醋熘白菜 　白菜 135 g 　油 3 g 　盐 0.8 g	杂粮米饭 100 g 　大米 53 g 　玉米碎 13 g 　荞麦 13 g 　燕麦 13 g 　麦仁 8 g 青菜香菇汤 上汤黑豆苗 　黑豆苗 150 g 　油 1 g 　盐 0.8 g 杏鲍菇炒芹菜 　杏鲍菇 100 g 　芹菜 35 g 　红彩椒 10 g 　油 3 g 　盐 0.8 g 黄瓜胡萝卜炒鸡丁 　黄瓜 90 g 　胡萝卜 30 g 　鸡肉丁 50 g 　油 3 g 　盐 1 g	黄金花卷 75 g 　面粉 49.5 g 　玉米面 3 g 　黄豆面 19.5 g 　荞麦面 3 g 青椒牛肉 　青椒 80 g 　牛肉 50 g 　彩椒 10 g 　油 3 g 　盐 1 g 炝包菜 　包菜 120 g 　油 3 g 　盐 0.8 g 青菜烧豆筋 　青菜 100 g 　豆筋 20 g 　油 3 g 　盐 0.8 g 黑豆豆浆 400 mL

续表

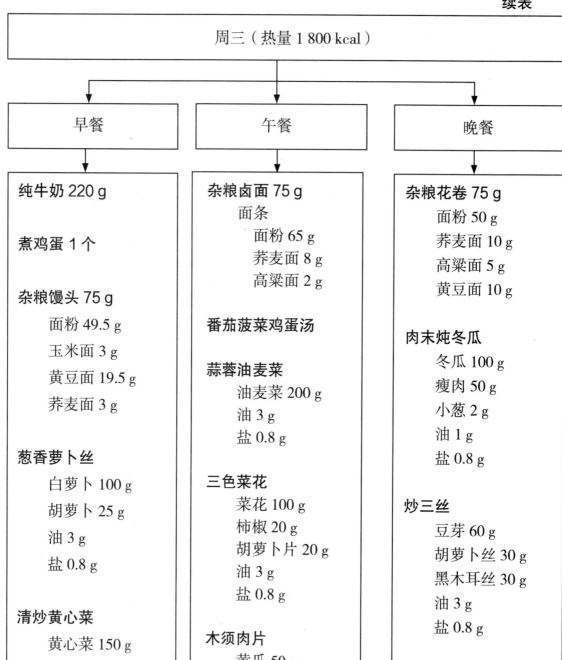

周三（热量 1 800 kcal）

早餐

纯牛奶 220 g

煮鸡蛋 1 个

杂粮馒头 75 g
　　面粉 49.5 g
　　玉米面 3 g
　　黄豆面 19.5 g
　　荞麦面 3 g

葱香萝卜丝
　　白萝卜 100 g
　　胡萝卜 25 g
　　油 3 g
　　盐 0.8 g

清炒黄心菜
　　黄心菜 150 g
　　油 3 g
　　盐 0.4 g

午餐

杂粮卤面 75 g
　　面条
　　　　面粉 65 g
　　　　荞麦面 8 g
　　　　高粱面 2 g

番茄菠菜鸡蛋汤

蒜蓉油麦菜
　　油麦菜 200 g
　　油 3 g
　　盐 0.8 g

三色菜花
　　菜花 100 g
　　柿椒 20 g
　　胡萝卜片 20 g
　　油 3 g
　　盐 0.8 g

木须肉片
　　黄瓜 50 g
　　木耳 20 g
　　洋葱 20 g
　　彩椒 10 g
　　鸡肉 50 g
　　油 3 g
　　盐 0.8 g

晚餐

杂粮花卷 75 g
　　面粉 50 g
　　荞麦面 10 g
　　高粱面 5 g
　　黄豆面 10 g

肉末炖冬瓜
　　冬瓜 100 g
　　瘦肉 50 g
　　小葱 2 g
　　油 1 g
　　盐 0.8 g

炒三丝
　　豆芽 60 g
　　胡萝卜丝 30 g
　　黑木耳丝 30 g
　　油 3 g
　　盐 0.8 g

蒜蓉菠菜
　　菠菜 180 g
　　油 3 g
　　盐 0.8 g

黄豆豆浆 400 mL

续表

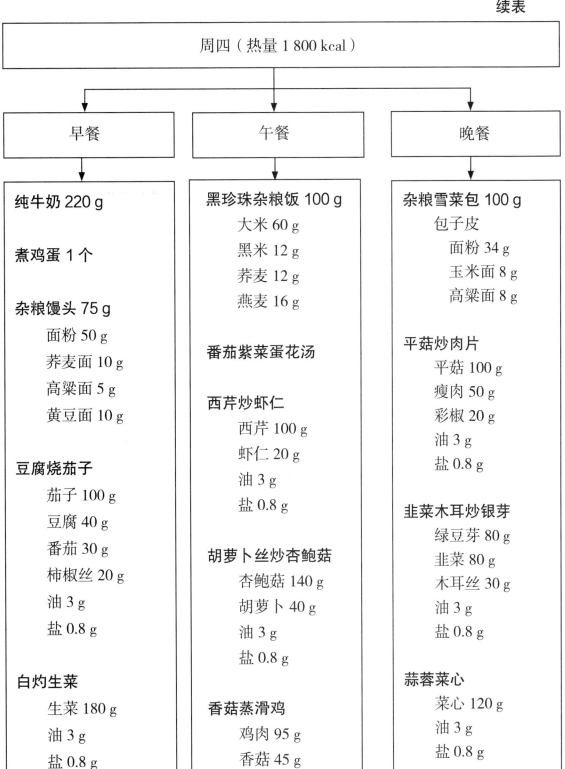

周四（热量 1 800 kcal）

早餐

午餐

晚餐

早餐

纯牛奶 220 g

煮鸡蛋 1 个

杂粮馒头 75 g
　　面粉 50 g
　　荞麦面 10 g
　　高粱面 5 g
　　黄豆面 10 g

豆腐烧茄子
　　茄子 100 g
　　豆腐 40 g
　　番茄 30 g
　　柿椒丝 20 g
　　油 3 g
　　盐 0.8 g

白灼生菜
　　生菜 180 g
　　油 3 g
　　盐 0.8 g

午餐

黑珍珠杂粮饭 100 g
　　大米 60 g
　　黑米 12 g
　　荞麦 12 g
　　燕麦 16 g

番茄紫菜蛋花汤

西芹炒虾仁
　　西芹 100 g
　　虾仁 20 g
　　油 3 g
　　盐 0.8 g

胡萝卜丝炒杏鲍菇
　　杏鲍菇 140 g
　　胡萝卜 40 g
　　油 3 g
　　盐 0.8 g

香菇蒸滑鸡
　　鸡肉 95 g
　　香菇 45 g
　　盐 1 g

晚餐

杂粮雪菜包 100 g
　　包子皮
　　　面粉 34 g
　　　玉米面 8 g
　　　高粱面 8 g

平菇炒肉片
　　平菇 100 g
　　瘦肉 50 g
　　彩椒 20 g
　　油 3 g
　　盐 0.8 g

韭菜木耳炒银芽
　　绿豆芽 80 g
　　韭菜 80 g
　　木耳丝 30 g
　　油 3 g
　　盐 0.8 g

蒜蓉菜心
　　菜心 120 g
　　油 3 g
　　盐 0.8 g

黑豆豆浆 400 mL

续表

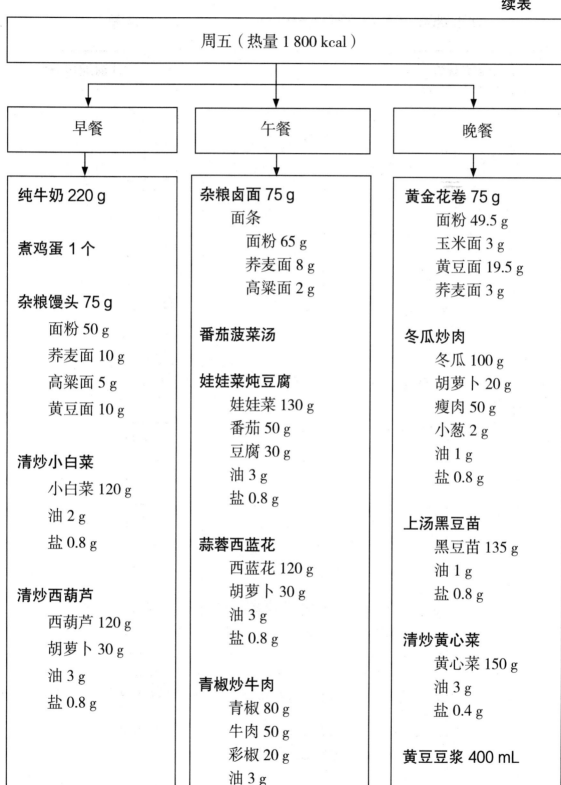

周五（热量 1 800 kcal）

| 早餐 | 午餐 | 晚餐 |

早餐

纯牛奶 220 g

煮鸡蛋 1 个

杂粮馒头 75 g
  面粉 50 g
  荞麦面 10 g
  高粱面 5 g
  黄豆面 10 g

清炒小白菜
  小白菜 120 g
  油 2 g
  盐 0.8 g

清炒西葫芦
  西葫芦 120 g
  胡萝卜 30 g
  油 3 g
  盐 0.8 g

午餐

杂粮卤面 75 g
  面条
    面粉 65 g
    荞麦面 8 g
    高粱面 2 g

番茄菠菜汤

娃娃菜炖豆腐
  娃娃菜 130 g
  番茄 50 g
  豆腐 30 g
  油 3 g
  盐 0.8 g

蒜蓉西蓝花
  西蓝花 120 g
  胡萝卜 30 g
  油 3 g
  盐 0.8 g

青椒炒牛肉
  青椒 80 g
  牛肉 50 g
  彩椒 20 g
  油 3 g
  盐 1 g

晚餐

黄金花卷 75 g
  面粉 49.5 g
  玉米面 3 g
  黄豆面 19.5 g
  荞麦面 3 g

冬瓜炒肉
  冬瓜 100 g
  胡萝卜 20 g
  瘦肉 50 g
  小葱 2 g
  油 1 g
  盐 0.8 g

上汤黑豆苗
  黑豆苗 135 g
  油 1 g
  盐 0.8 g

清炒黄心菜
  黄心菜 150 g
  油 3 g
  盐 0.4 g

黄豆豆浆 400 mL

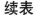

续表

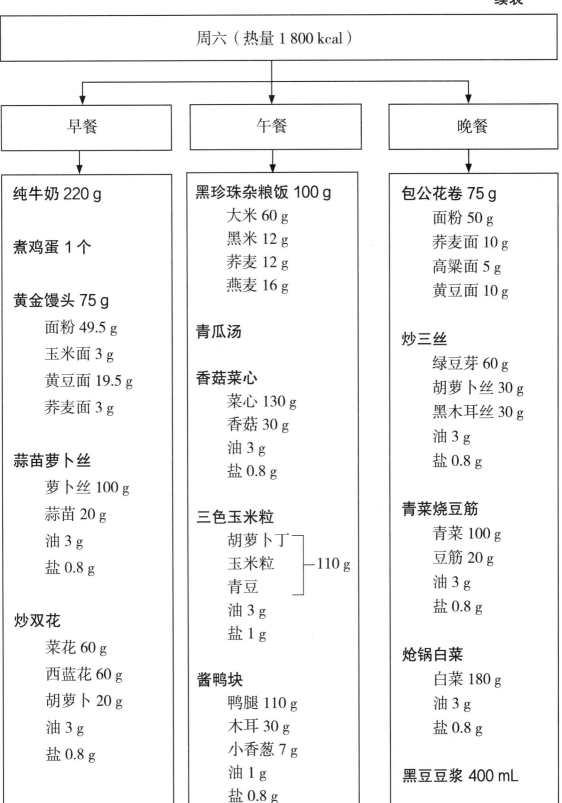

周六（热量 1 800 kcal）

早餐

纯牛奶 220 g

煮鸡蛋 1 个

黄金馒头 75 g
面粉 49.5 g
玉米面 3 g
黄豆面 19.5 g
荞麦面 3 g

蒜苗萝卜丝
萝卜丝 100 g
蒜苗 20 g
油 3 g
盐 0.8 g

炒双花
菜花 60 g
西蓝花 60 g
胡萝卜 20 g
油 3 g
盐 0.8 g

午餐

黑珍珠杂粮饭 100 g
大米 60 g
黑米 12 g
荞麦 12 g
燕麦 16 g

青瓜汤

香菇菜心
菜心 130 g
香菇 30 g
油 3 g
盐 0.8 g

三色玉米粒
胡萝卜丁
玉米粒 ⎱—110 g
青豆
油 3 g
盐 1 g

酱鸭块
鸭腿 110 g
木耳 30 g
小香葱 7 g
油 1 g
盐 0.8 g

晚餐

包公花卷 75 g
面粉 50 g
荞麦面 10 g
高粱面 5 g
黄豆面 10 g

炒三丝
绿豆芽 60 g
胡萝卜丝 30 g
黑木耳丝 30 g
油 3 g
盐 0.8 g

青菜烧豆筋
青菜 100 g
豆筋 20 g
油 3 g
盐 0.8 g

炝锅白菜
白菜 180 g
油 3 g
盐 0.8 g

黑豆豆浆 400 mL

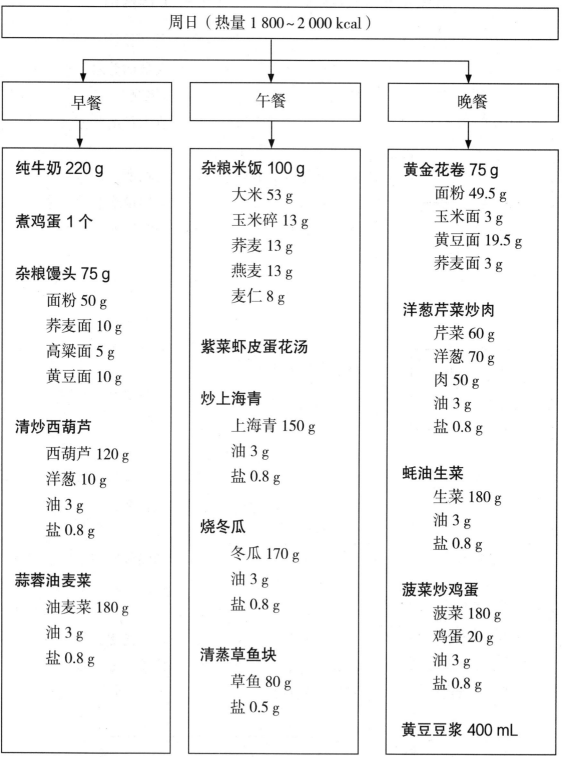

周日（热量 1 800～2 000 kcal）

早餐 | 午餐 | 晚餐

早餐

纯牛奶 220 g

煮鸡蛋 1 个

杂粮馒头 75 g
面粉 50 g
荞麦面 10 g
高粱面 5 g
黄豆面 10 g

清炒西葫芦
西葫芦 120 g
洋葱 10 g
油 3 g
盐 0.8 g

蒜蓉油麦菜
油麦菜 180 g
油 3 g
盐 0.8 g

午餐

杂粮米饭 100 g
大米 53 g
玉米碎 13 g
荞麦 13 g
燕麦 13 g
麦仁 8 g

紫菜虾皮蛋花汤

炒上海青
上海青 150 g
油 3 g
盐 0.8 g

烧冬瓜
冬瓜 170 g
油 3 g
盐 0.8 g

清蒸草鱼块
草鱼 80 g
盐 0.5 g

晚餐

黄金花卷 75 g
面粉 49.5 g
玉米面 3 g
黄豆面 19.5 g
荞麦面 3 g

洋葱芹菜炒肉
芹菜 60 g
洋葱 70 g
肉 50 g
油 3 g
盐 0.8 g

蚝油生菜
生菜 180 g
油 3 g
盐 0.8 g

菠菜炒鸡蛋
菠菜 180 g
鸡蛋 20 g
油 3 g
盐 0.8 g

黄豆豆浆 400 mL

注：1. 食物重量均为生重；
    2. 老年患者应选用易消化的杂粮，如小米、藜麦、红米或薯类，食物宜软烂。

附录 4. 机关事业单位新冠肺炎防控工作指南

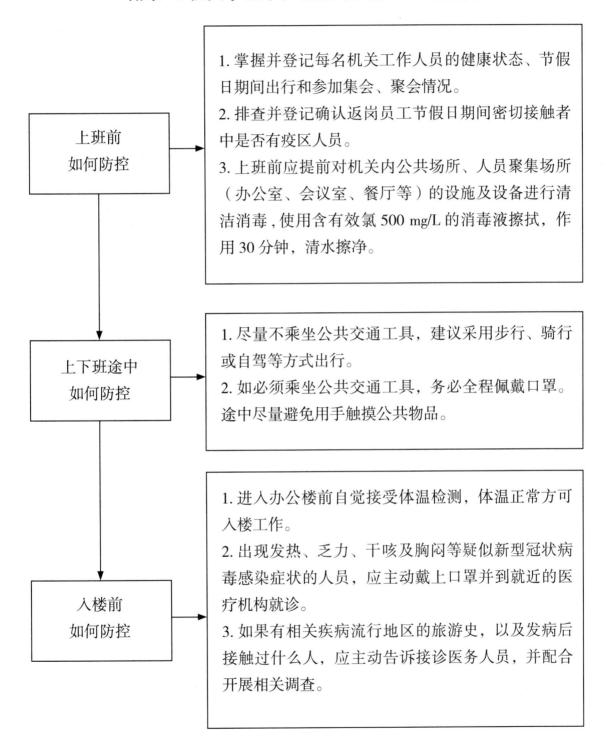

上班前 **如何防控**	1. 掌握并登记每名机关工作人员的健康状态、节假日期间出行和参加集会、聚会情况。 2. 排查并登记确认返岗员工节假日期间密切接触者中是否有疫区人员。 3. 上班前应提前对机关内公共场所、人员聚集场所（办公室、会议室、餐厅等）的设施及设备进行清洁消毒，使用含有效氯 500 mg/L 的消毒液擦拭，作用 30 分钟，清水擦净。
上下班途中 **如何防控**	1. 尽量不乘坐公共交通工具，建议采用步行、骑行或自驾等方式出行。 2. 如必须乘坐公共交通工具，务必全程佩戴口罩。途中尽量避免用手触摸公共物品。
入楼前 **如何防控**	1. 进入办公楼前自觉接受体温检测，体温正常方可入楼工作。 2. 出现发热、乏力、干咳及胸闷等疑似新型冠状病毒感染症状的人员，应主动戴上口罩并到就近的医疗机构就诊。 3. 如果有相关疾病流行地区的旅游史，以及发病后接触过什么人，应主动告诉接诊医务人员，并配合开展相关调查。

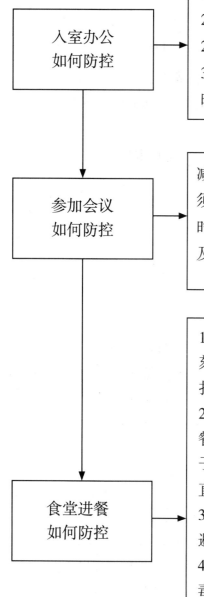

入室办公如何防控

1. 保持办公区域空气流通，建议每日通风 3 次，每次 20~30 分钟，通风时注意保暖。

2. 座机电话及常用办公用品保持清洁。

3. 传递纸质文件前后均须洗手；传阅文件、搭乘电梯时均须佩戴口罩。

参加会议如何防控

减少不必要的集体性活动，如各种大型会议等，如必须进行，尽量安排在室外。确需室内开会时，要控制时间，与会人员须佩戴口罩，保持距离。会议结束后及时对会议室的地面、物体表面进行清洁消毒。

食堂进餐如何防控

1. 采用分餐进食，尽量分散就餐。坐下吃饭的最后一刻才脱口罩；避免面对面就餐，避免就餐说话，避免扎堆就餐。就餐前后洗手。

2. 食堂（餐厅）从业人员（食品采购、加工制作、供餐等与餐饮服务有关的工作人员）均应佩戴一次性帽子、口罩、手套；食堂采购人员和供货人员避免用手直接接触肉禽类生鲜材料；摘除手套后及时洗手。

3. 操作间要保持清洁干燥，严禁生食和熟食用品混用，避免生食肉类。

4. 使用后餐具、用品须高温消毒。《食（饮）具消毒卫生标准》：热力消毒包括煮沸消毒、蒸汽消毒、红外线消毒。煮沸、蒸汽消毒保持 100 ℃，作用 10 分钟；红外线消毒一般控制温度在 120 ℃，作用 15~20 分钟；洗碗机消毒一般水温控制在 85 ℃，冲洗消毒 40 秒以上。

5. 食堂（餐厅）每日消毒 2 次，就餐结束后，要对餐桌、座椅进行消毒，使用含有效氯 500 mg/L 的消毒液擦拭，作用 30 分钟，清水擦净。

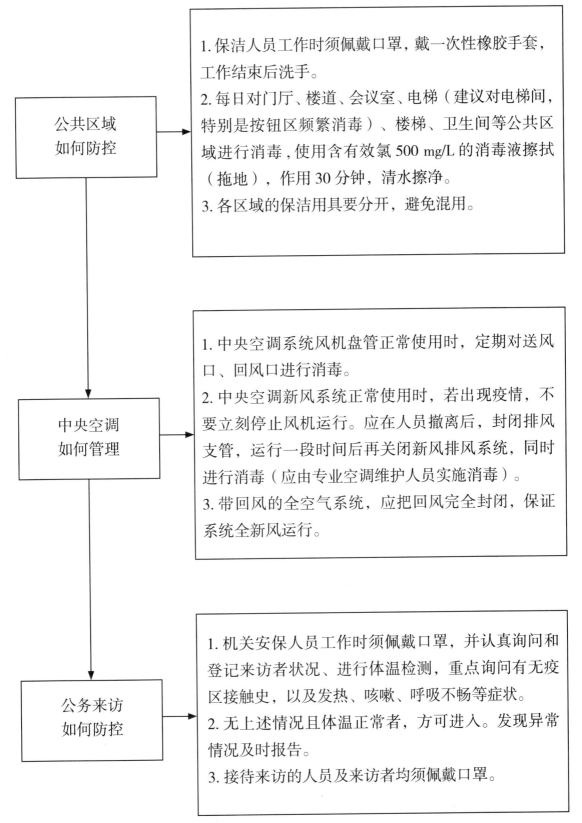

公共区域如何防控

1. 保洁人员工作时须佩戴口罩，戴一次性橡胶手套，工作结束后洗手。
2. 每日对门厅、楼道、会议室、电梯（建议对电梯间，特别是按钮区频繁消毒）、楼梯、卫生间等公共区域进行消毒，使用含有效氯 500 mg/L 的消毒液擦拭（拖地），作用 30 分钟，清水擦净。
3. 各区域的保洁用具要分开，避免混用。

中央空调如何管理

1. 中央空调系统风机盘管正常使用时，定期对送风口、回风口进行消毒。
2. 中央空调新风系统正常使用时，若出现疫情，不要立刻停止风机运行。应在人员撤离后，封闭排风支管，运行一段时间后再关闭新风排风系统，同时进行消毒（应由专业空调维护人员实施消毒）。
3. 带回风的全空气系统，应把回风完全封闭，保证系统全新风运行。

公务来访如何防控

1. 机关安保人员工作时须佩戴口罩，并认真询问和登记来访者状况、进行体温检测，重点询问有无疫区接触史，以及发热、咳嗽、呼吸不畅等症状。
2. 无上述情况且体温正常者，方可进入。发现异常情况及时报告。
3. 接待来访的人员及来访者均须佩戴口罩。

健康教育
如何实施

1. 加强疫情知识宣传普及，设置新冠肺炎相关防控知识宣传栏。利用电子显示屏、微信公众号、宣传横幅、各类工作群、电话通知等多种方式，宣传新型冠状病毒和冬春季传染病防控知识，提升员工疫情防控意识，切实做好疫情防控工作。

2. 尽量避免到人群密集、通风不良的公共场所，与他人谈话时尽量保持 1 m 以上距离。多人同室时须佩戴口罩。

3. 注意咳嗽礼仪和手卫生。咳嗽、打喷嚏时，用纸巾、衣袖或采用肘护遮掩口鼻，摘口罩前后做好手卫生，用过的纸巾、口罩等放置到加盖垃圾桶内。

4. 保持勤洗手、多饮水。在接触呼吸道分泌物后应立即使用流动水和洗手液洗手。餐前便后、擦眼睛前后、接触宠物或家禽等后应及时洗手。

5. 疫情防控期间，每日 2 次使用 75% 酒精或含氯消毒剂对垃圾桶进行消毒处理。

附录5.企业单位新冠肺炎防控工作指南

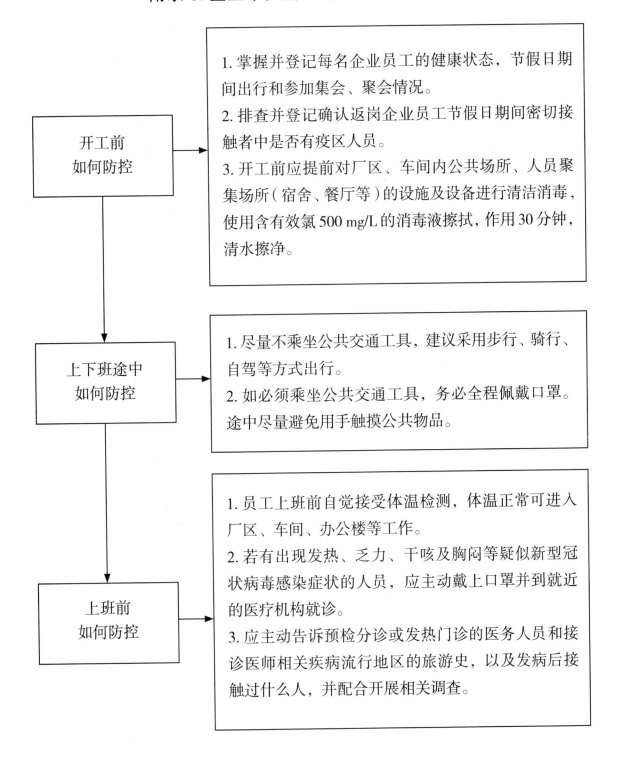

开工前
如何防控

1. 掌握并登记每名企业员工的健康状态，节假日期间出行和参加集会、聚会情况。
2. 排查并登记确认返岗企业员工节假日期间密切接触者中是否有疫区人员。
3. 开工前应提前对厂区、车间内公共场所、人员聚集场所（宿舍、餐厅等）的设施及设备进行清洁消毒，使用含有效氯500 mg/L的消毒液擦拭，作用30分钟，清水擦净。

上下班途中
如何防控

1. 尽量不乘坐公共交通工具，建议采用步行、骑行、自驾等方式出行。
2. 如必须乘坐公共交通工具，务必全程佩戴口罩。途中尽量避免用手触摸公共物品。

上班前
如何防控

1. 员工上班前自觉接受体温检测，体温正常可进入厂区、车间、办公楼等工作。
2. 若有出现发热、乏力、干咳及胸闷等疑似新型冠状病毒感染症状的人员，应主动戴上口罩并到就近的医疗机构就诊。
3. 应主动告诉预检分诊或发热门诊的医务人员和接诊医师相关疾病流行地区的旅游史，以及发病后接触过什么人，并配合开展相关调查。

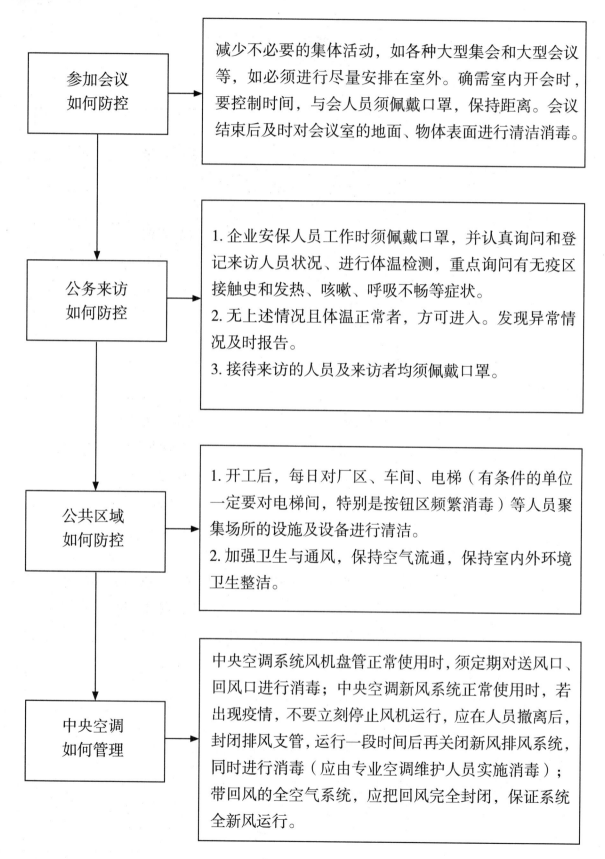

参加会议
如何防控

减少不必要的集体活动，如各种大型集会和大型会议等，如必须进行尽量安排在室外。确需室内开会时，要控制时间，与会人员须佩戴口罩，保持距离。会议结束后及时对会议室的地面、物体表面进行清洁消毒。

公务来访
如何防控

1. 企业安保人员工作时须佩戴口罩，并认真询问和登记来访人员状况、进行体温检测，重点询问有无疫区接触史和发热、咳嗽、呼吸不畅等症状。
2. 无上述情况且体温正常者，方可进入。发现异常情况及时报告。
3. 接待来访的人员及来访者均须佩戴口罩。

公共区域
如何防控

1. 开工后，每日对厂区、车间、电梯（有条件的单位一定要对电梯间，特别是按钮区频繁消毒）等人员聚集场所的设施及设备进行清洁。
2. 加强卫生与通风，保持空气流通，保持室内外环境卫生整洁。

中央空调
如何管理

中央空调系统风机盘管正常使用时，须定期对送风口、回风口进行消毒；中央空调新风系统正常使用时，若出现疫情，不要立刻停止风机运行，应在人员撤离后，封闭排风支管，运行一段时间后再关闭新风排风系统，同时进行消毒（应由专业空调维护人员实施消毒）；带回风的全空气系统，应把回风完全封闭，保证系统全新风运行。

食堂进餐
如何防控

1. 采用分餐进食，尽量分散就餐。坐下吃饭的最后一刻才脱口罩；避免面对面就餐，避免就餐说话，避免扎堆就餐。就餐前后洗手。

2. 食堂（餐厅）从业人员（食品采购、加工制作、供餐等与餐饮服务有关的工作人员）均应佩戴一次性帽子、口罩、手套；食堂采购人员和供货人员避免用手直接接触肉禽类生鲜材料；摘除手套后及时洗手。

3. 操作间要保持清洁干燥，严禁生食和熟食用品混用；避免生食肉类。

4. 使用后餐具、用品须高温消毒。《食（饮）具消毒卫生标准》：热力消毒包括煮沸消毒、蒸汽消毒、红外线消毒。煮沸、蒸汽消毒保持100 ℃，作用10分钟；红外线消毒一般控制温度在120 ℃，作用15~20分钟；洗碗机消毒一般水温控制在85 ℃，冲洗消毒40秒以上。

5. 食堂（餐厅）每日消毒2次，就餐结束后，要对餐桌、座椅进行消毒，使用含有效氯500 mg/L的消毒液擦拭，作用30分钟，清水擦净。

健康教育
如何实施

1. 加强疫情知识宣传普及，设置新冠肺炎相关防控知识宣传栏。利用电子显示屏、微信公众号、宣传横幅、各类工作群、电话通知等多种方式，宣传新型冠状病毒和冬春季传染病防控知识，提升员工疫情防控意识，切实做好疫情防控工作。

2. 尽量避免到人群密集、通风不良的公共场所，与他人谈话时尽量保持 1 m 以上距离。多人同室时须佩戴口罩。适当、适度活动，保证身体状况良好。

3. 注意咳嗽礼仪和手卫生。咳嗽、打喷嚏时，用纸巾、衣袖或采用肘护遮掩口鼻，摘口罩前后做好手卫生，用过的纸巾、口罩等放置到加盖垃圾桶内。

4. 保持勤洗手、多饮水。在接触呼吸道分泌物后应立即使用流动水和洗手液洗手。餐前便后、擦眼睛前后、接触宠物或家禽等后应及时洗手。

5. 疫情防控期间，每日 2 次使用 75% 酒精或含氯消毒剂对垃圾桶进行消毒处理。

附录 6. 各类学校新冠肺炎防控工作指南

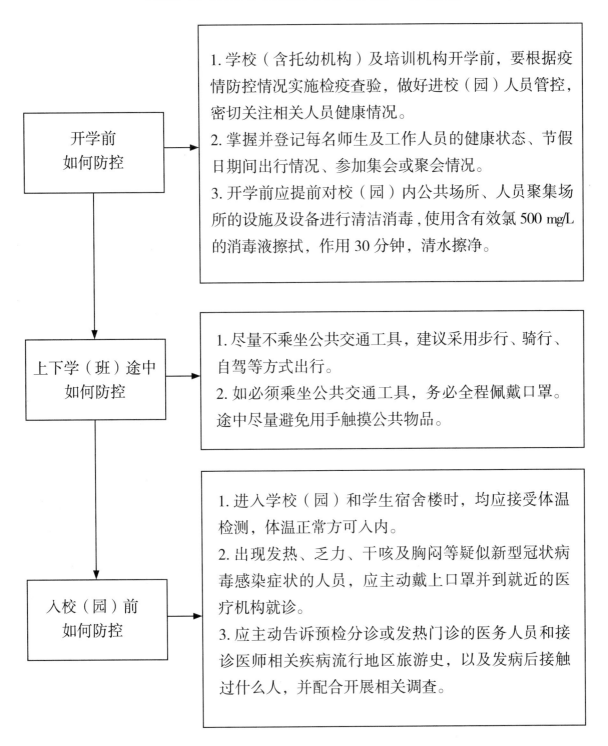

开学前
如何防控

1. 学校（含托幼机构）及培训机构开学前，要根据疫情防控情况实施检疫查验，做好进校（园）人员管控，密切关注相关人员健康情况。
2. 掌握并登记每名师生及工作人员的健康状态、节假日期间出行情况、参加集会或聚会情况。
3. 开学前应提前对校（园）内公共场所、人员聚集场所的设施及设备进行清洁消毒，使用含有效氯 500 mg/L 的消毒液擦拭，作用 30 分钟，清水擦净。

上下学（班）途中
如何防控

1. 尽量不乘坐公共交通工具，建议采用步行、骑行、自驾等方式出行。
2. 如必须乘坐公共交通工具，务必全程佩戴口罩。途中尽量避免用手触摸公共物品。

入校（园）前
如何防控

1. 进入学校（园）和学生宿舍楼时，均应接受体温检测，体温正常方可入内。
2. 出现发热、乏力、干咳及胸闷等疑似新型冠状病毒感染症状的人员，应主动戴上口罩并到就近的医疗机构就诊。
3. 应主动告诉预检分诊或发热门诊的医务人员和接诊医师相关疾病流行地区旅游史，以及发病后接触过什么人，并配合开展相关调查。

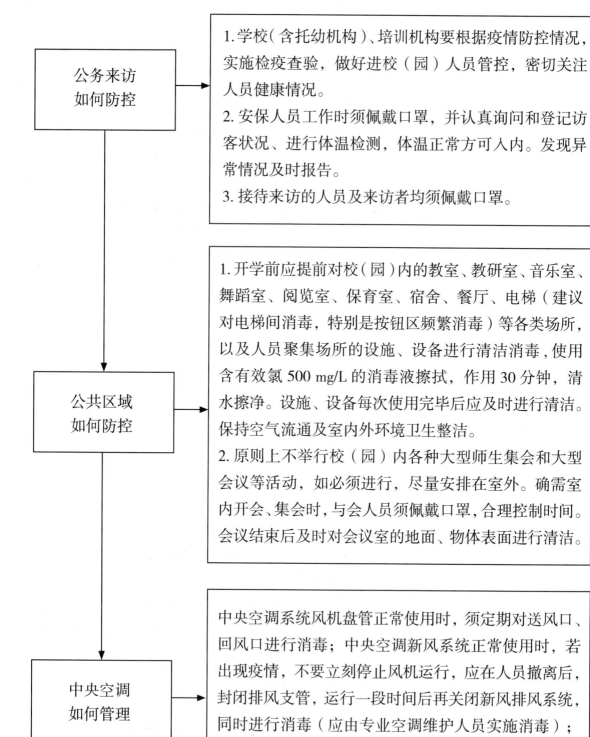

公务来访如何防控

1. 学校（含托幼机构）、培训机构要根据疫情防控情况，实施检疫查验，做好进校（园）人员管控，密切关注人员健康情况。

2. 安保人员工作时须佩戴口罩，并认真询问和登记访客状况、进行体温检测，体温正常方可入内。发现异常情况及时报告。

3. 接待来访的人员及来访者均须佩戴口罩。

公共区域如何防控

1. 开学前应提前对校（园）内的教室、教研室、音乐室、舞蹈室、阅览室、保育室、宿舍、餐厅、电梯（建议对电梯间消毒，特别是按钮区频繁消毒）等各类场所，以及人员聚集场所的设施、设备进行清洁消毒，使用含有效氯 500 mg/L 的消毒液擦拭，作用 30 分钟，清水擦净。设施、设备每次使用完毕后应及时进行清洁。保持空气流通及室内外环境卫生整洁。

2. 原则上不举行校（园）内各种大型师生集会和大型会议等活动，如必须进行，尽量安排在室外。确需室内开会、集会时，与会人员须佩戴口罩，合理控制时间。会议结束后及时对会议室的地面、物体表面进行清洁。

中央空调如何管理

中央空调系统风机盘管正常使用时，须定期对送风口、回风口进行消毒；中央空调新风系统正常使用时，若出现疫情，不要立刻停止风机运行，应在人员撤离后，封闭排风支管，运行一段时间后再关闭新风排风系统，同时进行消毒（应由专业空调维护人员实施消毒）；带回风的全空气系统，应把回风完全封闭，保证系统全新风运行。

食堂进餐
如何防控

1. 采用分餐进食，尽量分散就餐。坐下吃饭的最后一刻才脱口罩；避免面对面就餐，避免就餐说话，避免扎堆就餐。就餐前后注意洗手。

2. 食堂（餐厅）从业人员（食品采购、加工制作、供餐等与餐饮服务有关的工作人员）均应佩戴一次性帽子、口罩、手套；食堂采购人员和供货人员避免用手直接接触肉禽类生鲜材料；摘除手套后及时洗手。

3. 操作间要保持清洁干燥，严禁生食和熟食用品混用；避免生食肉类。

4. 使用后餐具、用品须高温消毒。《食（饮）具消毒卫生标准》：热力消毒包括煮沸消毒、蒸汽消毒、红外线消毒。煮沸、蒸汽消毒保持 100 ℃，作用 10 分钟；红外线消毒一般控制温度在 120 ℃，作用 15~20 分钟；洗碗机消毒一般水温控制在 85 ℃，冲洗消毒 40 秒以上。

5. 食堂（餐厅）每日消毒 2 次；就餐结束后，及时对餐桌、座椅进行消毒，使用含有效氯 500 mg/L 的消毒液擦拭，作用 30 分钟，清水擦净。

健康教育
如何实施

1. 加强疫情知识宣传普及，设置新冠肺炎相关防控知识宣传栏。利用电子显示屏、微信公众号、宣传横幅、各类工作群、电话通知等多种方式，宣传新型冠状病毒和冬春季传染病防控知识，提升师生疫情防控意识，切实做好疫情防控工作。

2. 尽量避免到人群密集通风不良的公共场所，与他人谈话时尽量保持 1 m 以上距离。多人同室时须佩戴口罩。

3. 注意咳嗽礼仪和手卫生。咳嗽、打喷嚏时，用纸巾、衣袖或采用肘护遮掩口鼻，摘口罩前后做好手卫生，用过的纸巾、口罩等放置到加盖垃圾桶内。

4. 保持勤洗手、多饮水。在接触呼吸道分泌物后应立即使用流动水和洗手液洗手。餐前便后、擦眼睛前后、接触宠物或家禽等后应及时洗手。

5. 毛巾采用一人一巾一用原则，使用后悬挂于通风干燥处。

6. 疫情防控期间，每日 2 次使用 75% 酒精或含氯消毒剂对垃圾桶进行消毒处理。

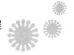
附录 7. 主要相关参考文件

国家卫生健康委办公厅关于印发新型冠状病毒感染的肺炎防控中居家隔离医学观察感染防控指引（试行）的通知

国卫办医函〔2020〕106 号

各省、自治区、直辖市及新疆生产建设兵团卫生健康委：

为积极应对新型冠状病毒感染的肺炎疫情，指导居家隔离医学观察的感染防控，遏制疫情蔓延，我委组织制定了《新型冠状病毒感染的肺炎防控中居家隔离医学观察感染防控指引（试行）》。现印发给你们，请参考使用。

国家卫生健康委办公厅
2020 年 2 月 4 日

新型冠状病毒感染的肺炎防控中居家隔离医学观察感染防控指引（试行）

一、居家隔离医学观察随访者感染防控

（一）访视居家隔离医学观察人员时，若情况允许电话或微信视频访视，这时无需个人防护。访视时应当向被访视对象开展咳嗽礼仪和手卫生等健康宣教。

（二）实地访视居家隔离医学观察人员时，常规正确佩戴工作帽、外科口罩或医用防护口罩，穿工作服，一次性隔离衣。每班更换，污染、破损时随时更换。

（三）需要采集呼吸道标本时，加戴护目镜或防护面屏，外科口罩换为医用防护口罩，戴乳胶手套。

（四）一般情况下与居家隔离医学观察人员接触时保持 1 米以上的距离。

（五）现场随访及采样时尽量保持房间通风良好，被访视对象应当处于下风向。

（六）需要为居家隔离医学观察人员检查而密切接触时，可加戴乳胶手套。检查完后脱手套进行手消毒，更换一次性隔离衣。

（七）接触隔离医学观察人员前后或离开其住所时，进行手卫生，用含酒精速干手消毒剂揉搓双手至干。不要用手接触自己的皮肤、眼睛、口鼻等，必须接触时先进行手卫生。

（八）不重复使用外科口罩或医用防护口罩，口罩潮湿、污染时随时更换。

（九）居家隔离医学观察随访者至少须随身携带：健康教育宣传单（主要是咳嗽礼仪与手卫生）、速干手消毒剂、护目镜或防护面屏，乳胶手套、外科口罩／医用防护口罩、一次性隔离衣、医疗废物收集袋。

（十）随访中产生的医疗废物随身带回单位按医疗废物处置。

二、居家隔离医学观察人员感染防控

（一）居家隔离医学观察人员可以选择家庭中通风较好的房间隔离，多开窗通风；保持房门随时关闭，在打开与其他家庭成员或室友相通的房门时先开窗通风。

（二）在隔离房间活动可以不戴口罩，离开隔离房间时先戴外科口罩。佩戴新外科口罩前后和处理用后的口罩后，应当及时洗手。

（三）必须离开隔离房间时，先戴好外科口罩，洗手或手消毒后再出门。不随意离开隔离房间。

（四）尽可能减少与其他家庭成员接触，必须接触时保持1米以上距离，尽量处于下风向。

（五）生活用品与其他家庭成员或室友分开，避免交叉污染。

（六）避免使用中央空调。

（七）保持充足的休息时间和充足的营养。最好限制在隔离房间进食、饮水。尽量不要共用卫生间，必须共用时须分时段，用后通风并用酒精等消毒剂消毒身体接触的物体表面。

（八）讲究咳嗽礼仪，咳嗽时用纸巾遮盖口鼻，不随地吐痰，用后纸巾及口罩丢入专门的带盖垃圾桶内。

（九）用过的物品及时清洁消毒。

（十）按居家隔离医学观察通知，每日上午下午测量体温，自觉发热时随时测量并记录。出现发热、咳嗽、气促等急性呼吸道症状时，及时联系隔离点观察人员。

三、居家隔离医学观察人员的家庭成员或室友感染防控

（一）佩戴外科口罩。

（二）保持房间通风。

（三）尽量不进入隔离观察房间。

（四）与居家隔离医学观察人员交流或提供物品时，应当距离至少1米。

（五）注意手卫生，接触来自隔离房间物品时原则上先消毒再清洗。不与被观察者共用餐饮器具及其他物品。

其他人员如物业保洁人员、保安人员等需接触居家隔离医学观察对象时，按居家隔离医学观察随访者要求使用防护用品，并正确穿戴和脱摘。

国家卫生健康委办公厅关于加强重点地区重点医院发热门诊管理及医疗机构内感染防控工作的通知

国卫办医函〔2020〕102号

各省、自治区、直辖市及新疆生产建设兵团卫生健康委：

为阻断病原体在医疗机构内传播，降低感染发生风险，有效控制新型冠状病毒感染的肺炎疫情，保障人民群众和医务人员生命健康安全，现对病例集中的重点地区，以及该地区内设置发热门诊的医疗机构、新型冠状病毒感染的肺炎定点救治医院等重点医疗机构的发热门诊管理，以及感染防控工作（以下简称感控工作），提出以下要求：

一、加强门急诊预检分诊管理

（一）加强预检分诊能力建设。预检分诊是医疗机构门急诊对就诊人员进行初筛、合理引导就医、及时发现传染病风险、有效利用医疗资源、提高工作效率的有效手段。医疗机构应当严格落实《医疗机构传染病预检分诊管理办法》，在门急诊规范设置预检分诊场所，实行预检分诊制度。应当指派有专业能力和经验的感染性疾病科或相关专业的医师，充实预检分诊力量，承担预检分诊任务，提高预检分诊能力。

（二）完善预检分检流程。对预检分诊检出的发热患者，应当立即配发口罩予以防护，进一步通过简单问诊和体格检查，详细追问流行病学史，判断其罹患传染病的可能性。对可能罹患传染病的，应当立即转移到发热门诊就诊。对虽无发热症状，但呼吸道等症状明显、罹患传染病可能性大的，也要进一步详细追问流行病学史，并转移到发热门诊就诊。

（三）做好患者到发热门诊的转移。预检分诊与发热门诊，在诊疗流程上应当有效衔接。预检分诊筛查出的需转移到发热门诊进一步诊疗的患者，应当由专人陪同，并按照指定路线前往发热门诊。指定路线的划定，应当符合室外距离最短、接触人员最少的原则。

二、加强发热门诊管理

（一）做好设置、分区管理。根据疫情发展变化和防控形势要求，加强医疗机构发热门诊的设置与管理。发热门诊的设置应当与预检分诊、感染性疾病科建设管理统筹考虑、同步部署。在严格执行发热门诊设置管理规范和要求的基础上，结合疫情防控和医疗机构实际情况，将发热门诊划分为特殊诊区（室）和普通诊区（室）。特殊诊区（室）一般选择相对独立的区域，专门用于接诊患新型冠状病毒感染的肺炎可能性较大的患者。其他区域作为普通诊区（室），用于接诊病因明确的发热患者或患新型冠状病毒感染的肺炎可能性较小的患者。

（二）加强隔离留观病区（房）管理。发热门诊应当规范设置隔离留观病区（房）。隔离留观病区（房）的数量，应当依据疫情防控需要和发热门诊诊疗量确定，并根据变化进行调整。隔离留观病区（房）应当满足有效防止疾病传播隔离要求。发热门诊接诊医师应当根据就诊者流行病学史和临床表现，进行系统全面的医学诊查和鉴别诊断。对于首诊新型冠状病毒感染的肺炎疑似病例，应当安排至隔离留观病区（房）治疗，并按照要求进行进一步诊断；如隔离留观病区（房）不足，可以引导轻症患者按照《新型冠状病毒感染的肺炎疑似病例轻症患者首诊隔离点观察工作方案》（肺炎机制发〔2020〕19号），转移至地方政府指定的首诊隔离点治疗。对于确诊新型冠状病毒感染的肺炎疑似病例，应当按照要求转诊至定点医院救治，进行规范治疗。

三、加强普通病区管理

（一）及时发现发热患者。普通病区要提高敏感性，在日常的诊疗护理过程中，加强对住院患者的病情观察，及时发现体温、脉搏、呼吸、血压等生命体征变化。对无明确诱因的发热、提示可能罹患传染病的患者，或者虽无发热症状、但呼吸道等症状明显、罹患传染病可能性大的患者，都要立即进行实验室检测和影像学检查。结合检查结果，进一步询问流行病学史，怀疑新型冠状病毒感染的肺炎疑似病例的，要立即转入普通病区隔离病室。

（二）加强隔离病室管理。医疗机构应当按照新型冠状病毒感染的肺炎防控相关要求，加强普通病区隔离病室的设置与管理。隔离病室应当满足单间隔离要求。隔离病室主要用于安置本病区住院患者中，发现的符合病例定义的新型冠状病毒感染的肺炎疑似病例。在加强隔离疑似病例的治疗同时，组织院内专家会诊或主诊医师会诊。仍考虑疑似病例的，应当在2小时内进行网络直报，并采集呼吸道或血液标本进行新型冠状病毒核酸检测。同时，尽快将患者转运至定点医院，进行规范治疗。隔离病室专人负责，诊疗物品专室专用。

四、降低医疗机构内感染风险

（一）全面加强医疗机构感控管理。医疗机构应当对本机构内感染防控重点部门、重点环节、重点人群以及防控基础设施、基本流程逐一进行梳理，切实查找防控策略和措施存在的不足，及时加以改进。根据相关防控要求，制定统一规范的感染防控制度和流程，并根据防控要求和实际情况变化及时调整完善。应当加强全员培训，定期不定期开展医疗机构内感控专项监督检查。

（二）严格落实感控分区管理。全面加强和落实医疗机构分区管理要求，合理划分清洁区、潜在污染区和污染区。强化对不同区域的管理制度、工作流程和行为规范的监督管理。采取切实有效措施，保证医务人员的诊疗行为、防护措施和相关诊疗流程，符合相应区域管理要求。

（三）采取科学规范的个人防护措施。医疗机构应当加强医用防护用品的集中统一管理，严格落实医用耗材管理规定，加强入库、出库管理，根据不同工作岗位，按照防护需要，科学合理分配防护用品，确保医务人员开展诊疗工作时能够获得必需的防护用品。既要保障为医务人员提供足够合格的防护用品，防止由于防护用品问题带来伤害，又要杜绝不合理地过度使用防护用品，造成资源浪费。要通过严格规范穿戴和摘脱防护用品，强化实施手卫生等标准预防措施，确保医务人员安全。

（四）合理配置医务人员。医疗机构应当根据疫情防控需要和诊疗实际，合理配置专业技术力量。结合工作强度、个人生理需求以及防护用品使用要求等，科学安排诊疗班次。要完善后勤保障，满足医务人员工作生活需求。要加强对医务人员的人文关怀和心理疏导，保障医务人员合理休息，减轻工作压力、劳动强度和心理负担。

（五）降低医务人员暴露风险。医务人员在污染区、潜在污染区和清洁区不同区域工作，发生医疗机构内感染暴露的风险高低不同。应当在为医务人员提供方便的洗澡等清洁条件同时，将医务人员的工作区域相对固定，并根据不同区域将医务人员进行分类。实施同类人员集中管理，有效控制不同暴露风险人员因在工作区和生活区密切接触产生的交叉污染风险。

国家卫生健康委办公厅

2020 年 2 月 3 日

国家卫生健康委办公厅关于加强疫情期间医用防护用品管理工作的通知

国卫办医函〔2020〕98 号

各省、自治区、直辖市及新疆生产建设兵团卫生健康委：

为切实做好新型冠状病毒感染的肺炎疫情防控工作，最大限度合理有效使用医用防护用品，根据《国务院应对新型冠状病毒感染的肺炎疫情联防联控机制物资保障组关于疫情期间防护服生产使用有关问题的通知》（工信明电〔2020〕7 号）和有关会议要求，现就加强医疗机构疫情期间医用防护用品管理提出以下要求：

一、高度重视疫情期间医疗机构医用防护用品管理

当前，我国新型冠状病毒感染的肺炎疫情防治形势严峻，医用防护用品供需矛盾突出。加强医疗机构医用防护用品管理是疫情防治的重中之重，关系到医疗救治工作的顺利开展，关系到打赢疫情防控阻击战，也关系到人民群众身体健康和生命安全。各级卫生健康行政部门和医疗机构务必把思想认识统一到党中央、国务院的决策部署上来，严格按照"坚定信心、同舟共济、科学防治、精准施策"的要求，高度重视医用防护用品的管理，在保障医务人员合理防护需求的基础上，落实管理制度、细化管理措施，做好医用防护用品管理，优化使用，最大限度地有效使用防护物资。

二、严格落实医用耗材管理规定

医疗机构要按照《医疗机构医用耗材管理办法（试行）》（国卫医发〔2019〕43 号）要求，设立医用耗材管理委员会并切实履行职责，组织专门部门和人员对医用防护用品的全过程进行管理。要指定具体部门作为医用防护用品管理部门，负责遴选、采购、验收、存储、发放等管理工作；接受社会捐赠的医疗机构，还应当配备专人做好相应组织管理工作。各种防护用品的

管理要结合岗位实际需要，按照保重点区域、保重点操作、保重点患者尤其是重症和危重症病例的原则，严格落实国家有关临床诊疗、感染防控的规章制度、技术指南及行业标准等，指导本机构内各岗位合理使用防护用品。要组织做好相关培训、宣教工作，加强医务人员对不同种类防护用品的正确认识与合理使用能力。

三、加强重点医用防护用品的管理

医疗机构要根据《新型冠状病毒感染的肺炎防控中常见医用防护用品使用范围指引（试行）》（国卫办医函〔2020〕75号，以下简称《工作指引》），重点做好医用防护口罩（常被称为"N95口罩"，实际二者有一定差别）、防护服、护目镜的合理使用，确保将这些供应紧张的物资用在适用的区域范围，或在执行较高风险操作时使用。

（一）防护服管理。在严格落实标准预防的基础上，强化接触传播、飞沫传播和空气传播的感染防控，正确选择和使用防护服。预检分诊、发热门诊使用普通隔离衣，在隔离留观病区（房）、隔离病区（房）和隔离重症监护病区（房）使用防护服，禁止穿着防护服离开上述区域。其他区域和在其他区域的诊疗操作原则上不使用防护服。

（二）医用防护口罩管理。原则上在发热门诊、隔离留观病区（房）、隔离病区（房）和隔离重症监护病区（房）等区域，以及进行采集呼吸道标本、气管插管、气管切开、无创通气、吸痰等可能产生气溶胶的操作时使用。一般4小时更换，污染或潮湿时随时更换。其他区域和在其他区域的诊疗操作，原则上不使用。

（三）护目镜管理。在隔离留观病区（房）、隔离病区（房）和隔离重症监护病区（房）等区域，以及采集呼吸道标本、气管插管、气管切开、无创通气、吸痰等可能出现血液、体液和分泌物等喷溅操作时使用。禁止戴着护目镜离开上述区域。如护目镜为可重复使用的，应当消毒后再复用。在一次性护目镜供给不足的紧急情况下，经严格消毒后可重复使用。其他区域和在其他区域的诊疗操作原则上不使用护目镜。

四、合理使用紧急医用物资防护服

疫情防控期间，医用防护服不足时，医疗机构可使用紧急医用物资防护服。紧急医用物资防护服应当符合欧盟医用防护服EN14126标准（其中液体阻隔等级在2级以上）并取得欧盟CE认证，或液体致密型防护服（type3，符合EN14605标准）、喷雾致密型防护服（type4，符合EN14605标准）、防固态颗粒物防护服（type5，符合ISO13982-1&2标准）。紧急医用物资防护服仅用于隔离留观病区（房）、隔离病区（房），不能用于隔离重症监护病区（房）等有严格微生物指标控制的场所。

各医疗机构使用的紧急医用物资防护服应当由国务院应对新型冠状病毒感染的肺炎疫情联防联控机制医疗物资保障组确定的定点生产企业生产（第一批定点生产企业名单见附件）。紧急医用物资防护服实行标识标记管理，产品外包装正面应醒目标注产品"仅供应急使用"（红色、楷体二号），产品名称为"紧急医用物资防护服"（红色、黑体二号），产品使用范围为"本产品用于隔离留观病区（房）、隔离病区（房）等，严禁在隔离重症监护病区

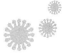

（房）等有严格微生物指标控制的场所使用"（红色、仿宋三号），以及产品号型规格（分160\165\170\175\180\185 六种类型，黑色、楷体三号），产品依据标准编号（黑色、楷体三号）、定点生产企业名称（褐色、楷体三号）等信息。

以上措施属于此次疫情防控的临时应急措施，疫情结束后自行解除。

五、强调履职担当，严肃追责问责

医疗机构主要负责人是本机构医用防护用品管理的第一责任人，要提高政治站位，亲自部署指挥防护用品的调配，开源节流，做到守土有责、守土担责、守土尽责。要将有限的防护用品安排给确实需要的岗位和人员，杜绝资源浪费。国家卫生健康委将在督导检查、现场指导等各项工作中，重点查看医用防护用品的使用管理情况。发现未落实《工作指引》要求、不合理使用防护用品、存在随意浪费现象的，要严肃追究直接责任人和医疗机构主要负责人的责任；对于严重影响疫情防控、造成不良后果的，将严厉问责。

国家卫生健康委办公厅

2020 年 2 月 3 日

附件　第一批定点生产企业名单

序号	企业名单	所在地
1	邯娜恒永防护洁净用品有限公司	河北
2	宏昌生物医疗科技（平湖）有限公司	浙江
3	合肥普尔德医疗用品有限公司	安徽
4	安思尔（厦门）防护用品有限公司	厦门
5	济南美康医疗卫生用品有限公司	山东
6	安丘市金源防护服装有限公司	山东
7	仙桃市誉诚无纺布制品有限公司	湖北
8	仙桃市宝特塑料有限公司	湖北
9	广州市金浪星非织造布有限公司	广东
10	深圳市兴业卓辉实业有限公司	深圳

关于印发新型冠状病毒感染的肺炎患者遗体处置
工作指引（试行）的通知

国卫办医函〔2020〕89号

各省、自治区、直辖市及新疆生产建设兵团卫生健康委、民政厅（局）、公安厅（局）：

现将《新型冠状病毒感染的肺炎患者遗体处置工作指引（试行）》印发给你们，请结合实际，认真贯彻执行。

国家卫生健康委办公厅　　民政部办公厅

公安部办公厅

2020年2月1日

新型冠状病毒感染的肺炎患者遗体处置工作指引（试行）

为做好新型冠状病毒感染的肺炎患者（以下简称新冠肺炎患者）遗体处置工作，防范疾病传播风险，根据《中华人民共和国传染病防治法》和《重大突发事件遇难人员遗体处置工作规程》（民发〔2017〕38号）等有关要求，特制定本工作指引。

一、总体要求

按照以人为本、依法规范、及时稳妥、就近火化、疑似从有的原则，实行统一领导、分级负责、相互协同、属地管理，科学规范处置新冠肺炎患者遗体，加强卫生防护，防范疾病传播风险，保障人体健康和社会安全。

二、责任分工

医疗机构负责及时开具死亡医学证明，通知殡仪馆接运遗体，做好遗体消毒等卫生防疫处理工作。

殡仪馆负责及时接运遗体，设立临时殡仪服务专用通道和专用火化炉，按照操作规程做好遗体火化工作，并开具火化证明。

疾病预防控制机构负责监督指导卫生防疫工作，做好相关人员防护知识和技能培训，对殡仪车、火化设备和相关场所进行消毒处理。

卫生健康行政部门负责制定遗体消毒等卫生防疫相关技术文件，指导医疗机构做好本机构内新冠肺炎患者遗体的规范处置。

民政部门负责全面摸清本地区殡仪服务情况及可调用的资源状况，及时协调、指导殡仪馆等服务机构做好新冠肺炎患者遗体处置工作。

公安机关负责对运输遗体的车辆优先给予通行便利，依法查处遗体转运过程中的违法犯罪行为。

三、遗体处置流程

（一）死亡报告。新冠肺炎患者死亡后，由所在医疗机构报告本级卫生健康行政部门，卫生健康行政部门通报本级民政部门，民政部门通知相关殡仪馆做好遗体接运、火化等准备工作。

（二）卫生防疫处理。对于死亡的新冠肺炎患者遗体，由所在医疗机构医务人员按照《医疗机构内新型冠状病毒感染预防与控制技术指南（第一版）》的规定，对遗体进行消毒、密封，密封后严禁打开。

（三）手续交接。医疗机构应当在完成遗体卫生防疫处理、开具死亡证明、联系亲属同意火化后，第一时间联系殡仪馆尽快上门接运遗体，并在遗体交接单中注明已进行卫生防疫处理和立即火化意见。对新冠肺炎患者亲属拒不到场或拒不移送遗体的，由医疗机构、殡仪馆进行劝说，劝说无效的，由医疗机构签字后，将遗体交由殡仪馆直接火化，辖区公安机关配合做好相关工作。

（四）遗体转运。遗体运送不得交由除殡仪馆以外的单位和个人承办。殡仪馆安排专职人员、专用运尸车到医疗机构指定地点，按指定路线将遗体转运到指定的专用运尸车上运至殡仪馆。

（五）人员防护。疾病预防控制机构应当指导医务人员和遗体运送、处置人员等，按照疾病接触防护要求，进行卫生防护。

（六）遗体火化。遗体运送到殡仪馆后，殡仪馆设置临时专用通道，由殡仪馆专职人员将遗体直接送入专用火化炉火化。遗体不得存放、探视，全程严禁打开密封遗体袋。

（七）骨灰移交。火化结束后，由殡仪馆服务人员捡拾骨灰，并出具火化证明，一并交亲属取走。家属拒绝取走的，按照无人认领的遗体骨灰处理。

（八）环境消毒。疾病预防控制机构对遗体运输车辆、设备工具、火化车间、遗体停留区域等进行严格消毒，对殡仪废弃物进行无害化处理。

（九）信息管理。医疗机构和殡仪馆应当对新冠肺炎患者遗体处理情况及时登记和存入业务档案，处理情况应及时向同级疾病预防控制机构、民政部门报告。

四、相关规定

（一）在本省（区、市）内死亡的新冠肺炎患者遗体应当就近全部火化，不得采用埋葬或其它保存遗体方式，不得移运。本省（区、市）以外地区死亡的新冠肺炎患者遗体不得进入本省域，按照就近原则就地火化。

（二）新冠肺炎患者死亡后，不得举行遗体告别仪式和利用遗体进行其它形式的丧葬活动。

（三）少数民族新冠肺炎患者遗体，按照《传染病防治法》的规定，遗体必须就地火化。火化后骨灰可按照民族习俗进行安置。

（四）在华外国人及港澳台人士因新型冠状病毒感染肺炎在境内死亡的，按照《传染病防治法》的规定，遗体必须就地火化。火化后的骨灰可按死者家属意愿运输出境。

（五）对疑似新冠肺炎患者（包括采用隔离观察等防控措施的人员）的遗体，按照"疑似从有"的原则处理，防止疫情扩散。

（六）遗体接运、火化等相关费用按照有关规定结算。

附件 新型冠状病毒感染的肺炎死亡患者遗体运送人员防护标准及运送车辆消毒方法

一、遗体运送人员的防护

参照《新型冠状病毒感染的肺炎防控方案（第三版）》及附件5《特定人群个人防护指南（第一版）》尸体处理人员自我防护标准，或者按照进入新型冠状病毒感染的肺炎患者/疑似患者隔离病室医务人员的防护要求。

建议穿戴工作服、一次性工作帽、一次性手套和长袖加厚橡胶手套、一次性防护服、医用防护口罩、护目镜或防护面屏、工作鞋或胶靴等。运送人员要做好手卫生，可采用洗手液加流动水洗手或者使用速干手消毒剂。

二、关于运送遗体车辆的消毒

运送车辆无可见污染物时，用 1000 mg/L 的含氯消毒液或 500 mg/L 的二氧化氯消毒剂进行喷洒至车辆内物体表面湿润，作用 30 分钟。运送车辆有可见污染物时，应先使用一次性吸水材料蘸取 5000 mg/L~10000 mg/L 的含氯消毒液（或能达到高水平消毒的消毒湿巾/干巾）完全清除污染物，再按照车辆无可见污染物处理。喷洒消毒剂过程中注意保护精密仪器。

国家卫生健康委办公厅关于做好新型冠状病毒感染的肺炎疫情期间医疗机构医疗废物管理工作的通知

国卫办医函〔2020〕81 号

各省、自治区、直辖市及新疆生产建设兵团卫生健康委：

为做好新型冠状病毒感染的肺炎疫情期间医疗废物管理工作，有效防止疾病传播，按照《传染病防治法》《医疗废物管理条例》和《医疗卫生机构医疗废物管理办法》等法律法规规定，现将有关要求通知如下：

一、落实医疗机构主体责任

医疗机构要高度重视新型冠状病毒感染的肺炎疫情期间医疗废物管理，切实落实主体责任，其法定代表人是医疗废物管理的第一责任人，产生医疗废物的具体科室和操作人员是直接责任人。实行后勤服务社会化的医疗机构要加强对提供后勤服务机构和人员的管理，组织开展培训，督促其掌握医疗废物管理的基本要求，切实履行职责。加大环境卫生整治力度，及时处理产生的医疗废物，避免各种废弃物堆积，努力创造健康卫生环境。

二、加强医疗废物的分类收集

（一）明确分类收集范围。医疗机构在诊疗新型冠状病毒感染的肺炎患者及疑似患者发热门诊和病区（房）产生的废弃物，包括医疗废物和生活垃圾，均应当按照医疗废物进行分类收集。

（二）规范包装容器。医疗废物专用包装袋、利器盒的外表面应当有警示标识，在盛装医疗废物前，应当进行认真检查，确保其无破损、无渗漏。医疗废物收集桶应为脚踏式并带盖。医疗废物达到包装袋或者利器盒的 3/4 时，应当有效封口，确保封口严密。应当使用双层包装袋盛装医疗废物，采用鹅颈结式封口，分层封扎。

（三）做好安全收集。按照医疗废物类别及时分类收集，确保人员安全，控制感染风险。盛装医疗废物的包装袋和利器盒的外表面被感染性废物污染时，应当增加一层包装袋。分类收集使用后的一次性隔离衣、防护服等物品时，严禁挤压。每个包装袋、利器盒应当系有或粘贴中文标签，标签内容包括：医疗废物产生单位、产生部门、产生日期、类别，并在特别说明中标注"新型冠状病毒感染的肺炎"或者简写为"新冠"。

（四）分区域进行处理。收治新型冠状病毒感染的肺炎患者及疑似患者发热门诊和病区（房）的潜在污染区和污染区产生的医疗废物，在离开污染区前应当对包装袋表面采用 1000 mg/L 的含氯消毒液喷洒消毒（注意喷洒均匀）或在其外面加套一层医疗废物包装袋；清洁区产生的医疗废物按照常规的医疗废物处置。

（五）做好病原标本处理。医疗废物中含病原体的标本和相关保存液等高危险废物，应当在产生地点进行压力蒸汽灭菌或者化学消毒处理，然后按照感染性废物收集处理。

三、加强医疗废物的运送贮存

（一）安全运送管理。在运送医疗废物前，应当检查包装袋或者利器盒的标识、标签以及封口是否符合要求。工作人员在运送医疗废物时，应当防止造成医疗废物专用包装袋和利器盒的破损，防止医疗废物直接接触身体，避免医疗废物泄漏和扩散。每天运送结束后，对运送工具进行清洁和消毒，含氯消毒液浓度为 1 000 mg/L；运送工具被感染性医疗废物污染时，应当及时消毒处理。

（二）规范贮存交接。医疗废物暂存处应当有严密的封闭措施，设有工作人员进行管理，防止非工作人员接触医疗废物。医疗废物宜在暂存处单独设置区域存放，尽快交由医疗废物处置单位进行处置。用 1 000 mg/L 的含氯消毒液对医疗废物暂存处地面进行消毒，每天两次。医疗废物产生部门、运送人员、暂存处工作人员以及医疗废物处置单位转运人员之间，要逐层登记交接，并说明其来源于新型冠状病毒感染的肺炎患者或疑似患者。

（三）做好转移登记。严格执行危险废物转移联单管理，对医疗废物进行登记。登记内容包括医疗废物的来源、种类、重量或者数量、交接时间，最终去向以及经办人签名，特别注明"新型冠状病毒感染的肺炎"或"新冠"，登记资料保存 3 年。

医疗机构要及时通知医疗废物处置单位进行上门收取，并做好相应记录。各级卫生健康行政部门和医疗机构要加强与生态环境部门、医疗废物处置单位的信息互通，配合做好新型冠状病毒感染的肺炎疫情期间医疗废物的规范处置。

国家卫生健康委办公厅

2020 年 1 月 28 日

国家卫生健康委办公厅关于印发新型冠状病毒感染的肺炎
病例转运工作方案（试行）的通知

国卫办医函〔2020〕76 号

各省、自治区、直辖市及新疆生产建设兵团卫生健康委：

为切实做好新型冠状病毒感染的肺炎疫情防控工作，确保各地新型冠状病毒感染的肺炎病例转运工作顺利开展，有效控制疫情，我们制定了《新型冠状病毒感染的肺炎病例转运工作方案（试行）》。请各地卫生健康行政部门按照本方案要求，结合实际制定具体工作细则，确保工作有序开展。

国家卫生健康委办公厅

2020 年 1 月 27 日

附件　新型冠状病毒感染的肺炎病例转运工作方案（试行）

为确保新型冠状病毒感染的肺炎病例转运工作顺利开展，有效控制疫情，保障人民身体健康安全，特制定本工作方案。

一、基本要求

（一）各级卫生健康行政部门统筹负责辖区内新型冠状病毒感染的肺炎病例转运的指挥调度工作。疑似病例和确诊病例都应转运至定点医院集中救治。医疗机构发现新型冠状病毒感染的肺炎病例时，需向本地卫生健康行政部门报告，由市级卫生健康行政部门组织急救中心，将病例转运至定点救治医院。

（二）急救中心应当设置专门的区域停放转运救护车辆，配置洗消设施，配备专门的医务人员、司机、救护车辆负责新型冠状病毒感染的肺炎病例的转运工作。

（三）医疗机构和急救中心应当做好患者转运交接记录，并及时报上级卫生健康行政部门。

二、转运要求

（一）转运救护车辆车载医疗设备（包括担架）专车专用，驾驶室与车厢严格密封隔离，车内设专门的污染物品放置区域，配备防护用品、消毒液、快速手消毒剂。

（二）医务人员穿工作服、隔离衣，戴手套、工作帽、医用防护口罩；司机穿工作服，戴外科口罩、手套。

（三）医务人员、司机转运新型冠状病毒感染的肺炎患者后，须及时更换全套防护物品。

（四）转运救护车应具备转运呼吸道传染病患者基本条件，尽可能使用负压救护车进行转运。转运时应保持密闭状态，转运后对车辆进行消毒处理。转运重症病例时，应随车配备必要的生命支持设备，防止患者在转运过程中病情进一步恶化。

（五）医务人员和司机的防护，车辆、医疗用品及设备消毒，污染物品处理等按照《医院感染管理办法》《消毒技术规范》及相关规定执行。

（六）救护车返回后需严格消毒方可再转运下一例患者。

三、工作流程

（一）转运流程

穿、戴防护物品→出车至医疗机构接患者→患者戴外科口罩→将患者安置在救护车→将患者转运至接收医疗机构→车辆及设备消毒→转运下一例患者。

（二）穿戴及脱摘防护物品流程

穿戴防护物品流程：洗手或手消毒→戴帽子→戴医用防护口罩→穿工作服→穿隔离衣→戴手套。

脱摘防护物品流程：摘手套→洗手或手消毒→脱隔离衣→洗手或手消毒→摘口罩帽子→洗手或手消毒。

（三）医务人员、司机下班前进行手卫生→淋浴更衣。

（四）救护车清洁消毒：

1.空气：开窗通风。

2.车厢及其物体表面：过氧化氢喷雾或含氯消毒剂擦拭消毒。

国家卫生健康委办公厅关于印发新型冠状病毒感染的肺炎防控中常见医用防护用品使用范围指引（试行）的通知

国卫办医函〔2020〕75号

各省、自治区、直辖市及新疆生产建设兵团卫生健康委：

为指导合理使用医用防护用品，做好新型冠状病毒感染的肺炎防控中的个人防护工作，我委组织专家制定了《新型冠状病毒感染的肺炎防控中常见医用防护用品使用范围指引（试行）》。现印发给你们，请参考使用。

国家卫生健康委办公厅

2020年1月26日

新型冠状病毒感染的肺炎防控中常见医用防护用品使用范围指引（试行）

一、外科口罩：预检分诊、发热门诊及全院诊疗区域应当使用，需正确佩戴。污染或潮湿时随时更换。

二、医用防护口罩：原则上在发热门诊、隔离留观病区（房）、隔离病区（房）和隔离重症监护病区（房）等区域，以及进行采集呼吸道标本、气管插管、气管切开、无创通气、吸痰等可能产生气溶胶的操作时使用。一般4小时更换，污染或潮湿时随时更换。其他区域和在其他区域的诊疗操作，原则上不使用。

三、乳胶检查手套：在预检分诊、发热门诊、隔离留观病区（房）、隔离病区（房）和隔离重症监护病区（房）等区域使用，但需正确穿戴和脱摘，注意及时更换手套。禁止戴手套离开诊疗区域。戴手套不能取代手卫生。

四、速干手消毒剂：医务人员诊疗操作过程中，手部未见明显污染物时使用，全院均应当使用。预检分诊、发热门诊、隔离留观病区（房）、隔离病区（房）和隔离重症监护病区（房）必须配备使用。

五、护目镜：在隔离留观病区（房）、隔离病区（房）和隔离重症监护病区（房）等区域，以及采集呼吸道标本、气管插管、气管切开、无创通气、吸痰等可能出现血液、体液和分泌物等喷溅操作时使用。禁止戴着护目镜离开上述区域。如护目镜为可重复使用的，应当消毒后再复用。其他区域和在其他区域的诊疗操作原则上不使用护目镜。

六、防护面罩／防护面屏：诊疗操作中可能发生血液、体液和分泌物等喷溅时使用。如为可重复使用的，使用后应当消毒方可再用；如为一次性使用的，不得重复使用。护目镜和防护面罩／防护面屏不需要同时使用。禁止戴着防护面罩／防护面屏离开诊疗区域。

七、隔离衣：预检分诊、发热门诊使用普通隔离衣，隔离留观病区（房）、隔离病区（房）和隔离重症监护病区（房）使用防渗一次性隔离衣，其他科室或区域根据是否接触患者使用。一次性隔离衣不得重复使用。如使用可复用的隔离衣，使用后按规定消毒后方可再用。禁止穿着隔离衣离开上述区域。

八、防护服：隔离留观病区（房）、隔离病区（房）和隔离重症监护病区（房）使用。防护服不得重复使用。禁止戴着医用防护口罩和穿着防护服离开上述区域。其他区域和在其他区域的诊疗操作原则上不使用防护服。

其他人员如物业保洁人员、保安人员等需进入相关区域时，按相关区域防护要求使用防护用品，并正确穿戴和脱摘。

国家卫生健康委办公厅关于印发新型冠状病毒实验室生物安全指南（第二版）的通知

国卫办科教函〔2020〕70 号

各省、自治区、直辖市及计划单列市、新疆生产建设兵团卫生健康委，中国疾病预防控制中心、中国医学科学院：

为指导各地做好新型冠状病毒感染的肺炎防控工作，我委组织专家修订了《新型冠状病毒实验室生物安全指南》（第二版），请遵照执行。各地在执行过程中遇到有关情况和问题，请及时反馈我委。

国家卫生健康委办公厅

2020 年 1 月 23 日

新型冠状病毒实验室生物安全指南（第二版）

根据目前掌握的新型冠状病毒生物学特点、流行病学特征、致病性、临床表现等信息，该病原体暂按照病原微生物危害程度分类中第二类病原微生物进行管理。

一、实验活动生物安全要求

（一）病毒培养：指病毒的分离、培养、滴定、中和试验、活病毒及其蛋白纯化、病毒冻干以及产生活病毒的重组实验等操作。上述操作应当在生物安全三级实验室内进行。使用病毒培养物提取核酸，裂解剂或灭活剂的加入必须在与病毒培养等同级别的实验室和防护条件下进行，裂解剂或灭活剂加入后可比照未经培养的感染性材料的防护等级进行操作。实验室开展相关活动前，应当报经国家卫生健康委批准，取得开展相应活动的资质。

（二）动物感染实验：指以活病毒感染动物、感染动物取样、感染性样本处理和检测、感染动物特殊检查、感染动物排泄物处理等实验操作，应当在生物安全三级实验室操作。实验室开展相关活动前，应当报经国家卫生健康委批准，取得开展相应活动的资质。

（三）未经培养的感染性材料的操作：指未经培养的感染性材料在采用可靠的方法灭活前进行的病毒抗原检测、血清学检测、核酸提取、生化分析，以及临床样本的灭活等操作，应当在生物安全二级实验室进行，同时采用生物安全三级实验室的个人防护。

（四）灭活材料的操作：感染性材料或活病毒在采用可靠的方法灭活后进行的核酸检测、抗原检测、血清学检测、生化分析等操作应当在生物安全二级实验室进行。分子克隆等不含致病性活病毒的其他操作，可以在生物安全一级实验室进行。

二、病原体及样本运输和管理

（一）国内运输：新型冠状病毒毒株或其他潜在感染性生物材料的运输包装分类属于A类，对应的联合国编号为UN2814，包装符合国际民航组织文件Doc9284《危险品航空安全运输技术细则》的PI602分类包装要求；环境样本属于B类，对应的联合国编号为UN3373，包装符合国际民航组织文件Doc9284《危险品航空安全运输技术细则》的PI650分类包装要求；通过其他交通工具运输的可参照以上标准包装。

新型冠状病毒毒株或其他潜在感染性材料运输应当按照《可感染人类的高致病性病原微生物菌（毒）种或样本运输管理规定》（卫生部令第45号）办理《准运证书》。

（二）国际运输：新型冠状病毒毒株或样本在国际间运输的，应当规范包装，按照《出入境特殊物品卫生检疫管理规定》办理相关手续，并满足相关国家和国际相关要求。

（三）毒株和样本管理：新型冠状病毒毒株和相关样本应当由专人管理，准确记录毒株和样本的来源、种类、数量、编号登记，采取有效措施确保毒株和样本的安全，严防发生误用、恶意使用、被盗、被抢、丢失、泄露等事件。

三、废弃物管理

（一）开展新型冠状病毒相关实验活动的实验室应当制定废弃物处置程序文件及污物、污水处理操作程序。

（二）所有的危险性废弃物必须依照统一规格化的容器和标示方式，完整并且合规地标示废弃物内容。

（三）应当由经过适当培训的人员使用适当的个人防护装备和设备处理危险废弃物。

（四）废弃物的处理措施：废弃物的处理是控制实验室生物安全的关键环节，切实安全地处理感染性废弃物，必须充分掌握生物安全废弃物的分类，并严格执行相应的处理程序。

1.废液的处理：实验室产生的废液可分为普通污水和感染性废液。

（1）普通污水产生于洗手池等设备，对此类污水应当单独收集，排入实验室水处理系统，经处理达标后方可排放。

（2）感染性废液即在实验操作过程中产生的废水，采用化学消毒或物理消毒方式处理，并对消毒效果进行验证，确保彻底灭活。

（3）工作人员应当及时处理废弃物，不得将废弃物带出实验区。

2. 固体废物的处理：

（1）固体废物分类收集，固体废物的收集容器应当具有不易破裂、防渗漏、耐湿耐热、可密封等特性。实验室内的感染性垃圾不允许堆积存放，应当及时压力蒸汽灭菌处理。废物处置之前，应当存放在实验室内指定的安全地方。

（2）小型固体废物如组织标本、耗材、个人防护装备等均需经过压力蒸汽灭菌处理，再沿废弃物通道移出实验室。

（3）体积较大的固体废物如 HEPA 过滤器，应当由专业人士进行原位消毒后，装入安全容器内进行消毒灭菌。不能进行压力蒸汽灭菌的物品如电子设备可以采用环氧乙烷熏蒸消毒处理。

（4）经消毒灭菌处理后移出实验室的固体废物，集中交由固体废物处理单位处置。

（5）实验过程如使用锐器（包括针头、小刀、金属和玻璃等）要直接弃置于锐器盒内，高压灭菌后，再做统一处理。

（五）建立废弃物处理记录：定期对实验室排风 HEPA 过滤器进行检漏和更换，定期对处理后的污水进行监测，采用生物指示剂监测压力蒸汽灭菌效果。

四、实验室生物安全操作失误或意外的处理

（一）新型冠状病毒毒株或其他潜在感染性材料污染生物安全柜的操作台造成局限污染：使用有效氯含量为 0.55% 消毒液，消毒液需要现用现配，24 小时内使用。此后内容中有效氯含量参照此浓度。

（二）含病毒培养器皿碎裂或倾覆造成实验室污染：保持实验室空间密闭，避免污染物扩散，使用 0.55% 有效氯消毒液的毛巾覆盖污染区。必要时（大量溢撒时）可用过氧乙酸加热熏蒸实验室，剂量为 2 g/m³，熏蒸过夜；或 20 g/L 过氧乙酸消毒液用气溶胶喷雾器喷雾，用量 8 mL/m³，作用 1～2 小时；必要时或用高锰酸钾－甲醛熏蒸：高锰酸钾 8 g/m³，放入耐热耐腐蚀容器（陶罐或玻璃容器），后加入甲醛（40%）10 mL/m³，熏蒸 4 小时以上。熏蒸时室内湿度 60%~80%。

（三）清理污染物严格遵循活病毒生物安全操作要求，采用压力蒸汽灭菌处理，并进行实验室换气等，防止次生危害。

关于印发医疗机构内新型冠状病毒感染预防
与控制技术指南（第一版）的通知

国卫办医函〔2020〕65 号

各省、自治区、直辖市及新疆生产建设兵团卫生健康委：

为进一步做好新型冠状病毒感染的预防与控制工作，有效降低医疗机构内的传播风险，保障医疗质量和医疗安全，我委组织制定了《医疗机构内新型冠状病毒感染预防与控制技术指南（第一版）》。现印发给你们，请地方各级卫生健康行政部门指定专人负责辖区内医疗机构的感染防控工作，最大限度减少新型冠状病毒在医疗机构内的传播风险。同时，请将省级卫生健康行政部门专门负责人姓名、联系电话、处室、职务等信息，于 2020 年 1 月 23 日 10 时前报我委医政医管局。

联系人：医政医管局　张文宝、王曼莉

联系电话：010-68792730、68792733

国家卫生健康委办公厅

2020 年 1 月 22 日

医疗机构内新型冠状病毒感染预防与控制技术指南（第一版）

为进一步做好新型冠状病毒感染预防与控制工作，有效降低新型冠状病毒在医疗机构内的传播风险，规范医务人员行为，特制定本技术指南。

一、基本要求

（一）制定应急预案和工作流程。医疗机构应当严格落实《关于进一步加强医疗机构感染预防与控制工作的通知》（国卫办医函〔2019〕480 号），根据新型冠状病毒的病原学特点，结合传染源、传播途径、易感人群和诊疗条件等，建立预警机制，制定应急预案和工作流程。

（二）开展全员培训。依据岗位职责确定针对不同人员的培训内容，尤其是对高风险科室如发热门诊、内科门诊、儿科门诊、急诊、ICU 和呼吸病房的医务人员要重点培训，使其熟练掌握新型冠状病毒感染的防控知识、方法与技能，做到早发现、早报告、早隔离、早诊断、早治疗、早控制。

（三）做好医务人员防护。医疗机构应当规范消毒、隔离和防护工作，储备质量合格、数量充足的防护物资，如消毒产品和医用外科口罩、医用防护口罩、隔离衣、眼罩等防护用品，确保医务人员个人防护到位。在严格落实标准预防的基础上，强化接触传播、飞沫传播和空气传播的感染防控。正确选择和佩戴口罩、手卫生是感染防控的关键措施。

（四）关注医务人员健康。医疗机构应当合理调配人力资源和班次安排，避免医务人员过度劳累。提供营养膳食，增强医务人员免疫力。针对岗位特点和风险评估结果，开展主动健康监测，包括体温和呼吸系统症状等。采取多种措施，保障医务人员健康地为患者提供医疗服务。

（五）加强感染监测。做好早期预警预报，加强对感染防控工作的监督与指导，发现隐患，及时改进。发现疑似或确诊新型冠状病毒感染的肺炎患者时，应当按照有关要求及时报告，并在2小时内上报信息，做好相应处置工作。

（六）做好清洁消毒管理。按照《医院空气净化管理规范》，加强诊疗环境的通风，有条件的医疗机构可进行空气消毒，也可配备循环风空气消毒设备。严格执行《医疗机构消毒技术规范》，做好诊疗环境（空气、物体表面、地面等）、医疗器械、患者用物等的清洁消毒，严格患者呼吸道分泌物、排泄物、呕吐物的处理，严格终末消毒。

（七）加强患者就诊管理。医疗机构应当做好就诊患者的管理，尽量减少患者的拥挤，以减少医院感染的风险。发现疑似或确诊感染新型冠状病毒的患者时，依法采取隔离或者控制传播措施，并按照规定对患者的陪同人员和其他密切接触人员采取医学观察及其他必要的预防措施。不具备救治能力的，及时将患者转诊到具备救治能力的医疗机构诊疗。

（八）加强患者教育。医疗机构应当积极开展就诊患者及其陪同人员的教育，使其了解新型冠状病毒的防护知识，指导其正确洗手、咳嗽礼仪、医学观察和居家隔离等。

（九）加强感染暴发管理。严格落实医疗机构感染预防与控制的各项规章制度，最大限度降低感染暴发的风险。增强敏感性，一旦发生新型冠状病毒感染疑似暴发或暴发后，医疗机构必须按照规定及时报告，并依据相关标准和流程，启动应急预案，配合做好调查处置工作。

（十）加强医疗废物管理。将新型冠状病毒感染确诊或疑似患者产生的医疗废物，纳入感染性医疗废物管理，严格按照《医疗废物管理条例》和《医疗卫生机构医疗废物管理办法》有关规定，进行规范处置。

二、重点部门管理

（一）发热门诊。

1.发热门诊建筑布局和工作流程应当符合《医院隔离技术规范》等有关要求。

2.留观室或抢救室加强通风；如使用机械通风，应当控制气流方向，由清洁侧流向污染侧。

3.配备符合要求、数量充足的医务人员防护用品，发热门诊出入口应当设有速干手消毒剂等手卫生设施。

4.医务人员开展诊疗工作应当执行标准预防。要正确佩戴医用外科口罩或医用防护口罩，戴口罩前和摘口罩后应当进行洗手或手卫生消毒。进出发热门诊和留观病房，严格按照《医务人员穿脱防护用品的流程》（见附件）要求，正确穿脱防护用品。

5.医务人员应当掌握新型冠状病毒感染的流行病学特点与临床特征，按照诊疗规范进行患者筛查，对疑似或确诊患者立即采取隔离措施并及时报告。

6. 患者转出后按《医疗机构消毒技术规范》进行终末处理。

7. 医疗机构应当为患者及陪同人员提供口罩并指导其正确佩戴。

（二）急诊。

1. 落实预检分诊制度，引导发热患者至发热门诊就诊，制定并完善重症患者的转出、救治应急预案并严格执行。

2. 合理设置隔离区域，满足疑似或确诊患者就地隔离和救治的需要。

3. 医务人员严格执行预防措施，做好个人防护和诊疗环境的管理。实施急诊气管插管等感染性职业暴露风险较高的诊疗措施时，应当按照接治确诊患者的要求采取预防措施。

4. 诊疗区域应当保持良好的通风并定时清洁消毒。

5. 采取设置等候区等有效措施，避免人群聚集。

（三）普通病区（房）。

1. 应当设置应急隔离病室，用于疑似或确诊患者的隔离与救治，建立相关工作制度及流程，备有充足的应对急性呼吸道传染病的消毒和防护用品。

2. 病区（房）内发现疑似或确诊患者，启动相关应急预案和工作流程，按规范要求实施及时有效隔离、救治和转诊。

3. 疑似或确诊患者宜专人诊疗与护理，限制无关医务人员的出入，原则上不探视；有条件的可以安置在负压病房。

4. 不具备救治条件的非定点医院，应当及时转到有隔离和救治能力的定点医院。等候转诊期间对患者采取有效的隔离和救治措施。

5. 患者转出后按《医疗机构消毒技术规范》对其接触环境进行终末处理。

（四）收治疑似或确诊新型冠状病毒感染的肺炎患者的病区（房）。

1. 建筑布局和工作流程应当符合《医院隔离技术规范》等有关要求，并配备符合要求、数量合适的医务人员防护用品。设置负压病区（房）的医疗机构应当按相关要求实施规范管理。

2. 对疑似或确诊患者应当及时采取隔离措施，疑似患者和确诊患者应当分开安置；疑似患者进行单间隔离，经病原学确诊的患者可以同室安置。

3. 在实施标准预防的基础上，采取接触隔离、飞沫隔离和空气隔离等措施。具体措施包括：

（1）进出隔离病房，应当严格执行《医院隔离技术规范》《医务人员穿脱防护用品的流程》，正确实施手卫生及穿脱防护用品。

（2）应当制定医务人员穿脱防护用品的流程；制作流程图和配置穿衣镜。配备熟练感染防控技术的人员督导医务人员防护用品的穿脱，防止污染。

（3）用于诊疗疑似或确诊患者的听诊器、体温计、血压计等医疗器具及护理物品应当专人专用。若条件有限，不能保障医疗器具专人专用时，每次使用后应当进行规范的清洁和消毒。

4. 重症患者应当收治在重症监护病房或者具备监护和抢救条件的病室，收治重症患者的监护病房或者具备监护和抢救条件的病室不得收治其他患者。

5.严格探视制度，原则上不设陪护。若患者病情危重等特殊情况必须探视的，探视者必须严格按照规定做好个人防护。

6.按照《医院空气净化管理规范》规定，进行空气净化。

三、医务人员防护

（一）医疗机构和医务人员应当强化标准预防措施的落实，做好诊区、病区（房）的通风管理，严格落实《医务人员手卫生规范》要求，佩戴医用外科口罩/医用防护口罩，必要时戴乳胶手套。

（二）采取飞沫隔离、接触隔离和空气隔离防护措施，根据不同情形，做到以下防护。

1.接触患者的血液、体液、分泌物、排泄物、呕吐物及污染物品时：戴清洁手套，脱手套后洗手。

2.可能受到患者血液、体液、分泌物等喷溅时：戴医用防护口罩、护目镜、穿防渗隔离衣。

3.为疑似患者或确诊患者实施可能产生气溶胶的操作（如气管插管、无创通气、气管切开，心肺复苏，插管前手动通气和支气管镜检查等）时：（1）采取空气隔离措施；（2）佩戴医用防护口罩，并进行密闭性能检测；（3）眼部防护（如护目镜或面罩）；（4）穿防体液渗入的长袖隔离衣，戴手套；（5）操作应当在通风良好的房间内进行；（6）房间中人数限制在患者所需护理和支持的最低数量。

（三）医务人员使用的防护用品应当符合国家有关标准。

（四）医用外科口罩、医用防护口罩、护目镜、隔离衣等防护用品被患者血液、体液、分泌物等污染时应当及时更换。

（五）正确使用防护用品，戴手套前应当洗手，脱去手套或隔离服后应当立即流动水洗手。

（六）严格执行锐器伤防范措施。

（七）每位患者用后的医疗器械、器具应当按照《医疗机构消毒技术规范》要求进行清洁与消毒。

四、加强患者管理

（一）对疑似或确诊患者及时进行隔离，并按照指定规范路线由专人引导进入隔离区。

（二）患者进入病区前更换患者服，个人物品及换下的衣服集中消毒处理后，存放于指定地点由医疗机构统一保管。

（三）指导患者正确选择、佩戴口罩，正确实施咳嗽礼仪和手卫生。

（四）加强对患者探视或陪护人员的管理。

（五）对被隔离的患者，原则上其活动限制在隔离病房内，减少患者的移动和转换病房，若确需离开隔离病房或隔离区域时，应当采取相应措施如佩戴医用外科口罩，防止患者对其他患者和环境造成污染。

（六）疑似或确诊患者出院、转院时，应当更换干净衣服后方可离开，按《医疗机构消毒技术规范》对其接触环境进行终末消毒。

（七）疑似或确诊患者死亡的，对尸体应当及时进行处理。处理方法为：用 3000 mg/L 的含氯消毒剂或 0.5% 过氧乙酸棉球或纱布填塞患者口、鼻、耳、肛门等所有开放通道；用双层布单包裹尸体，装入双层尸体袋中，由专用车辆直接送至指定地点火化。患者住院期间使用的个人物品经消毒后方可随患者或家属带回家。

附件　医务人员穿脱防护用品的流程
一、医务人员进入隔离病区穿戴防护用品程序

（一）医务人员通过员工专用通道进入清洁区，认真洗手后依次戴医用防护口罩、一次性帽子或布帽、换工作鞋袜，有条件的可以更换刷手衣裤。

（二）在进入潜在污染区前穿工作服，手部皮肤有破损或疑似有损伤者戴手套进入潜在污染区。

（三）在进入污染区前，脱工作服换穿防护服或者隔离衣，加戴一次性帽子和一次性医用外科口罩（共穿戴两层帽子、口罩）、防护眼镜、手套、鞋套。

二、医务人员离开隔离病区脱摘防护用品程序

（一）医务人员离开污染区前，应当先消毒双手，依次脱摘防护眼镜、外层一次性医用外科口罩和外层一次性帽子、防护服或者隔离衣、鞋套、手套等物品，分置于专用容器中，再次消毒手，进入潜在污染区，换穿工作服。

（二）离开潜在污染区进入清洁区前，先洗手与手消毒，脱工作服，洗手和手消毒。

（三）离开清洁区前，洗手与手消毒，摘去里层一次性帽子或布帽、里层医用防护口罩，沐浴更衣，并进行口腔、鼻腔及外耳道的清洁。

（四）每次接触患者后立即进行手的清洗和消毒。

（五）一次性医用外科口罩、医用防护口罩、防护服或者隔离衣等防护用品被患者血液、体液、分泌物等污染时应当立即更换。

（六）下班前应当进行个人卫生处置，并注意呼吸道与黏膜的防护。

关于做好新型冠状病毒感染的肺炎疫情医疗污水
和城镇污水监管工作的通知

环办水体函〔2020〕52 号

各省、自治区、直辖市生态环境厅（局），新疆生产建设兵团生态环境局：

为有效应对新型冠状病毒感染的肺炎疫情（以下简称疫情），进一步加强医疗污水和城镇污水监管工作，防止新型冠状病毒通过污水传播扩散，现将有关事项通知如下。

一、高度重视医疗污水和城镇污水监管工作，将其作为疫情防控工作的一项重要内容抓紧抓实。进一步加强医疗污水收集、污染治理设施运行、污染物排放等监督管理；主动加强与卫生健康、城镇排水等部门的协调配合，健全联动机制，形成工作合力。

二、已发生疫情的地方，当地生态环境部门要指导督促接收新型冠状病毒感染的肺炎患者或疑似患者诊疗的定点医疗机构（医院、卫生院等）、相关临时隔离场所及研究机构，严格执行《医疗机构水污染物排放标准》（GB 18466—2005），参照《医院污水处理技术指南》（环发〔2003〕197 号）、《医院污水处理工程技术规范》（HJ 2029—2013）和《新型冠状病毒污染的医疗污水应急处理技术方案（试行）》（见附件）等有关要求，对污水和废弃物进行分类收集和处理，确保稳定达标排放。对没有医疗污水处理设施或污水处理能力未达到相关要求的医院，应督促其参照《医院污水处理工程技术规范》及《医院污水处理技术指南》，因地制宜建设临时性污水处理罐（箱），采取加氯、过氧乙酸等措施进行杀菌消毒。切实加强对医疗污水消毒情况的监督检查，严禁未经消毒处理或处理未达标的医疗污水排放。对隔离区要指导其对外排粪便和污水进行必要的杀菌消毒。

地方生态环境部门要督促城镇污水处理厂切实加强消毒工作，结合实际，采取投加消毒剂或臭氧、紫外线消毒等措施，确保出水粪大肠菌群数指标达到《城镇污水处理厂污染物排放标准》（GB 18918—2002）要求。

当前公共场所和家庭为防控疫情多采用含氯消毒剂进行消毒，排入城镇污水处理厂的污水余氯量可能偏高，影响生化处理单元正常运行。地方生态环境部门要督促各城镇污水处理厂密切关注进水水质余氯指标的变化情况，及时采取有针对性的应对措施，确保出水达标。

三、未发生疫情的地方，当地生态环境部门要密切关注疫情发展，指导督促本行政区域内医疗机构、接纳医疗污水的城镇污水处理机构等提前做好应对准备。

四、加大农村医疗污水处置的监管力度，指导督促卫生院（所）因地制宜采取加氯、过氧乙酸等措施进行专门的灭菌消毒，防止病毒通过医疗污水扩散。严格污水灌溉的环境管理，禁止向农田灌溉渠道排放医疗污水。

五、进一步加强饮用水水源地保护，做好水质监测，确保饮用水水源不受污染。加大对农贸市场、集贸市场、超市、车站、机场、码头等重点场所污水收集处理的现场监督检查力度，依法查处违法排污，严防发生污染事故。

六、在当地党委政府统一领导下，做好本行政区域内医疗污水和城镇污水处理、污染物排放信息发布工作。按照生态环境部调度安排，及时准确统计报送当地医疗污水和城镇污水监管情况。要加强与卫生健康、城镇排水、农业农村、公安等部门信息共享，强化联防联控，严防疫情扩散蔓延，合力打赢疫情防控阻击战。

特此通知。

生态环境部办公厅

2020 年 2 月 1 日

附件　新型冠状病毒污染的医疗污水应急处理技术方案（试行）

为了有效应对目前我国发生的新型冠状病毒感染的肺炎疫情（以下简称疫情）患者及治疗过程产生污水对环境的污染，规范医疗污水应急处理、杀菌消毒要求，保护生态环境和人体健康，特制定本方案。

本方案适用于接收新型冠状病毒感染的肺炎患者（以下简称肺炎患者）或疑似患者诊疗的定点医疗机构（医院、卫生院等）、相关临时隔离场所以及研究机构等产生污水的处理。疫情期间，以上机构产生的污水应作为传染病医疗机构污水进行管控，强化杀菌消毒，确保出水粪大肠菌群数等各项指标达到《医疗机构水污染物排放标准》的相关要求。地方有更严格的地方污染物排放标准的，从其规定。

一、编制依据

（一）《中华人民共和国水污染防治法》

（二）《中华人民共和国传染病防治法》

（三）《突发公共卫生事件应急条例》（国务院令第 376 号）

（四）《国家突发环境事件应急预案》（国办函〔2014〕119 号）

（五）《医疗机构水污染物排放标准》（GB 18466—2005）

（六）《城镇污水处理厂污染物排放标准》（GB 18918—2002）

（七）《医院污水处理工程技术规范》（HJ 2029—2013）

（八）《医院污水处理技术指南》（环发〔2003〕197 号）

（九）《"SARS"病毒污染的污水应急处理技术方案》（环明传〔2003〕3 号）

（十）《室外排水设计规范》（GB 50014—2006）

（十一）《氯气安全规程》（GB 11984—2008）

（十二）《疫源地消毒总则》（GB 19193—2015）

二、总体要求

（一）加强分类管理，严防污染扩散

接收肺炎患者或疑似患者诊疗的定点医疗机构（医院、卫生院等）以及相关单位产生的污水应加强杀菌消毒。对于已建设污水处理设施的，应强化工艺控制和运行管理，采取有效措施，确保达标排放；对于未建设污水处理设施的，应参照《医院污水处理技术指南》《医院污水处理工程技术规范》等，因地制宜建设临时性污水处理罐（箱），禁止污水直接排放或处理未达标排放。不得将固体传染性废物、各种化学废液弃置和倾倒排入下水道。

（二）强化消毒灭菌，控制病毒扩散

对于产生的污水最有效的消毒方法是投加消毒剂。目前消毒剂主要以强氧化剂为主，这些消毒剂的来源主要可分为两类。一类是化学药剂，另一类是产生消毒剂的设备。应根据不同情形选择适用的消毒剂种类和消毒方式，保证达到消毒效果。

三、采用化学药剂的消毒处理应急方案

（一）常用药剂

医院污水消毒常采用含氯消毒剂（如次氯酸钠、漂白粉、漂白精、液氯等）消毒、过氧化物类消毒剂消毒（如过氧乙酸等）、臭氧消毒等措施。

（二）药剂配制

所有化学药剂的配制均要求用塑料容器和塑料工具。

（三）投药技术

采用含氯消毒剂消毒应遵守《室外排水设计规范》要求。投放液氯用真空加氯机，并将投氯管出口淹没在污水中，且应遵守《氯气安全规程》要求；二氧化氯用二氧化氯发生器；次氯酸钠用发生器或液体药剂；臭氧用臭氧发生器。加药设备至少为2套，1用1备。没有条件时，也可以在污水入口处直接投加。各医院污水处理可根据实际情况优化消毒剂的投加点及投加量。

采用含氯消毒剂消毒且医院污水排至地表水体时，应采取脱氯措施。采用臭氧消毒时，在工艺末端必须设置尾气处理装置，反应后排出的臭氧尾气必须经过分解破坏，达到排放标准。

四、采用专用设备的消毒处理应急方案

（一）污水量测算

国内市场上可提供的成套消毒剂制备设备主要是二氧化氯发生器和臭氧发生器，这些设备基本可以采用自动化操作方式，设备选型根据产生的污水量而定。污水量的计算方法包括按用水量计算法、按日均污水量和变化系数计算法等，计算公式和参数选择参照《医院污水处理工程技术规范》执行。

（二）消毒剂投加量

1.消毒剂消毒

接收肺炎患者或疑似患者诊疗的定点医疗机构（医院、卫生院等）以及相关单位，采用液氯、二氧化氯、氯酸钠、漂白粉或漂白精消毒时，参考有效氯投加量为 50 mg/L。消毒接触池的接触时间 ≥ 1.5 小时，余氯量大于 6.5 mg/L（以游离氯计），粪大肠菌群数 <100 个 /L。若因现有氯化消毒设施能力限制难以达到前述接触时间要求，接触时间为 1.0 小时的，余氯大于10 mg/L（以游离氯计），参考有效氯投加量为 80 mg/L，粪大肠菌群数 <100 个 /L；若接触时间不足 1.0 小时的，投氯量与余氯还需适当加大。

2. 臭氧消毒

采用臭氧消毒，污水悬浮物浓度应小于 20 mg/L，接触时间大于 0.5 小时，投加量大于50 mg/L，大肠菌群去除率不小于 99.99%，粪大肠菌群数 <100 个 /L。

3. 肺炎患者排泄物及污物消毒方法

应按照《疫源地消毒总则》相关要求消毒。

五、污泥处理处置要求

（一）污泥在贮泥池中进行消毒，贮泥池有效容积应不小于处理系统 24 小时产泥量，且不宜小于 1 m³。贮泥池内需采取搅拌措施，以利于污泥加药消毒。

（二）应尽量避免进行与人体暴露的污泥脱水处理，尽可能采用离心脱水装置。

（三）医院污泥应按危险废物处理处置要求，由具有危险废物处理处置资质的单位进行集中处置。

（四）污泥清掏前应按照《医疗机构水污染物排放标准》表 4 的规定进行监测。

六、其他要求

（一）污水应急处理的其他技术要点，可参照《医院污水处理技术指南》《医院污水处理工程技术规范》相关要求。

（二）严格按照《医疗机构水污染物排放标准》的规定，对相关处理设施排出口和单位污水外排口开展水质监测和评价。

（三）以疫情暴发期集中收治区为重点，加强城镇污水处理厂出水的消毒工作，结合实际采取投加消毒剂或臭氧、紫外线消毒等措施，确保出水粪大肠菌群数指标达到《城镇污水处理厂污染物排放标准》要求，对剩余污泥采取必要的消毒措施，防止病毒扩散。

（四）污水应急处理中要加强污水处理站废气、污泥排放的控制和管理，防止病原体在不同介质中转移。

（五）位于室内的污水处理工程必须设有强制通风设备，并为工作人员配备工作服、手套、面罩、护目镜、防毒面具以及急救用品。

（六）地方各级生态环境部门和医疗污水处理单位可参考本方案及相关标准规范，因地制宜确定疫情期间医疗污水应急处理的具体要求。

关于做好儿童和孕产妇新型冠状病毒感染的肺炎疫情防控工作的通知

肺炎机制发〔2020〕17号

各省、自治区、直辖市及新疆生产建设兵团应对新型冠状病毒感染的肺炎疫情联防联控机制（领导小组、指挥部）：

儿童和孕产妇是新型冠状病毒感染的肺炎的易感人群。为贯彻落实习近平总书记关于新型冠状病毒感染的肺炎疫情防控工作重要指示，按照中央关于做好疫情防控工作有关要求，现就进一步做好儿童和孕产妇新型冠状病毒感染的肺炎疫情防控工作、助力打赢疫情防控阻击战提出以下要求。

一、做好居家儿童疫情防控工作

各地要开展多种形式的健康教育，普及疫情防控知识，指导家长做好居家儿童防控措施落实。儿童应尽量避免外出，不到人员密集和空间密闭的场所，不走亲访友，不与有呼吸道感染症状的人接触，确需外出的要正确佩戴口罩，做好防护措施。家长要加强居室通风，做好室内消毒，创造清洁生活环境，外出回家后洗手更衣再接触儿童。家长要教会儿童正确洗手方法，督促儿童勤洗手、不乱摸，适度运动，合理膳食，充足睡眠，帮助儿童养成良好的卫生习惯。母亲母乳喂养时要佩戴口罩、洗净手，保持局部卫生。

家长为密切接触者的家庭，家长需居家隔离的，应当与儿童分开居住。儿童如出现发热、咳嗽、流涕等呼吸道感染症状，应当及时就诊，遵从医务人员指导。

二、做好基层医疗卫生机构儿童疫情防控工作

根据《关于加强新型冠状病毒感染的肺炎疫情社区防控工作的通知》（肺炎机制发〔2020〕5号）和《民政部、国家卫生健康委关于进一步动员城乡社区组织开展新型冠状病毒感染的肺炎疫情防控工作的紧急通知》（民发〔2020〕9号），基层医疗卫生机构要做好社区儿童疫情防控工作。要全面掌握辖区内儿童信息，做好健康管理。在当地党委政府统一部署下，会同城乡社区组织按照"追踪到人、登记在册、社区管理、上门观察、规范运转、异常就医"的原则将来自疫情发生地区、外地返回居住地的儿童作为重点人群，加强发热和症状监测，进行有效管理。指导家长和儿童科学认识和预防疾病，增强防控意识，提高防护能力。基层医疗卫生机构在疫情期间合理调整儿童保健门诊和预防接种门诊，暂停面对面新生儿访视和儿童健康体检，通过微信、电话、视频等方式开展在线咨询和指导。

三、做好妇幼保健机构儿童疫情防控工作

各级妇幼保健机构要按照当地卫生健康行政部门的统一部署开展疫情防控工作，严格值班值守，规范分诊救治，落实报告制度，强化院感防控。针对家长、儿童和托幼机构教职员工做好健康宣教。在疫情期间合理调整儿童保健门诊和预防接种门诊，暂停亲子活动、家长学校等与儿童相关的集体性活动。

妇幼保健机构要分区域设置普通儿童就诊门诊和发热门诊（诊室）。要按照《医疗机构传染病预检分诊管理办法》有关规定严格落实预检分诊制度。执行发热病人接诊、筛查流程，加强发热病人预检分诊、登记、报告等工作，做好病例排查，及时识别可疑病例，认真落实发热病人登记报告制度。要按照新型冠状病毒感染的肺炎诊疗方案做好临床诊疗工作，一旦发现疑似病例，应当立即转诊到具备有效隔离条件和防护条件的定点医疗机构隔离治疗。要做好辖区内基层医疗卫生机构和托幼机构人员儿童疫情防控的指导和培训工作。

四、做好儿童医院和综合医院儿科疫情防控工作

儿童医院和综合医院儿科要按照国家卫生健康委发布的最新版新型冠状病毒感染的肺炎诊疗方案要求，做好发热患儿的筛查、疑似患儿和确诊患儿的处置。要分区域设置普通儿童就诊门诊和发热门诊（诊室）。各地新型冠状病毒感染的肺炎救治专家组成员中要有一定数量的儿科医生，参与患儿救治，并对基层防治工作进行指导。

五、做好托幼机构疫情防控工作

托幼机构根据当地政府部署延迟开园。托幼机构主要负责人是本单位新型冠状病毒感染的肺炎疫情防控第一责任人，要切实保障各项责任、措施落实到位。未开园期间，托幼机构应当每日了解教职员工及儿童健康情况，实行"日报告"、"零报告"制度，每天根据防控要求向主管部门报告具体情况。开园前要根据上级主管部门要求和最新版新型冠状病毒感染的肺炎防控方案对全体教职员工进行制度、知识和技能培训，并做好园区的预防性消毒工作。

开园后每天对园区进行日常消毒，开窗通风。教职员工每天入园前应测体温，严格落实儿童检测体温等晨午晚检制度和全日观察，发现异常者不得入园。严格落实教职员工和儿童手卫生措施。做好教职员工和儿童因病缺勤的追访工作。执行家长接送儿童不入园制度，指导家长培养儿童日常卫生习惯，在疫情完全解除前不带儿童去人员密集场所。

六、做好助产机构孕产妇疫情防控工作

助产机构要结合实际，尽可能为产科门诊及病房设置独立进出通道。要通过微信、APP、电话、视频等方式加强对孕产妇健康教育和咨询指导。根据孕产妇具体情况，必要时可适当调整产检时间。对有妊娠合并症/并发症等高危孕产妇，指导其按时接受产前检查，出现异常情况应及时就医，避免因担忧、恐惧而延误病情。对临近预产期且建档机构为新型冠状病毒感染的肺炎救治定点医院的孕产妇，要及早作出合理安排，并及时告知孕产妇，减轻其焦虑感。对出现发热、乏力、干咳等症状且有流行病学史的孕产妇，要指导其及时到发热门诊就诊。各地要按照相关要求在有条件的助产机构设置发热门诊，指定综合救治能力强的医疗机构作为定点医院，为疑似和确诊孕产妇提供疾病救治和安全助产服务，确保母婴安全。产妇为疑似病例、确诊病例和确诊后未痊愈者，暂停母乳喂养。

七、强化儿童和孕产妇健康服务相关医疗机构院感防控

各级妇幼保健机构、基层医疗卫生机构、儿童医院等相关医疗机构要加强院感控制管理，指导医务人员严格按照标准预防原则，根据医疗操作可能传播的风险，做好个人防护、手卫生、

环境消毒和废弃物管理等医院感染控制工作，严防医务人员感染事件发生。要强化院内疾病人群与健康人群就诊区域隔离分流，加强妇科、产科、儿科等重点科室病室管理，减少家属探视，暂停新生儿病房探视和陪护，切实降低住院患者感染风险。

八、加强医务人员全员培训

各级妇幼保健机构、基层医疗卫生机构、儿童医院等相关医疗机构要对医务人员全面开展新型冠状病毒感染的肺炎病例的发现与报告、医疗救治、院感防控、密接管理、个人防护等内容的培训，提高防控和诊疗能力。对门诊、急诊、检验科等重点岗位医务人员要开展培训效果考核评估，确保掌握相关知识与技能。

九、利用信息化手段做好儿童和孕产妇疫情防控工作

各地要充分发挥信息化技术和新媒体作用，借助"互联网＋医疗健康"优势，对儿童和孕产妇开展疫情防控健康教育和科普宣传。医疗卫生机构要利用短信、微信、微博、视频等新媒体，通过开设"网上问诊"、"发热门诊"等服务板块，开展儿童保健和孕产妇保健在线咨询和指导。社会力量举办机构开展与儿童和孕产妇相关的早教、亲子活动和保健服务的，鼓励以互联网形式提供，暂停线下活动。

国务院应对新型冠状病毒感染的肺炎疫情联防联控机制

2020 年 2 月 2 日

新型冠状病毒感染的肺炎疫情医疗废物应急处置管理与技术指南（试行）

一、总体要求

为应对新型冠状病毒感染的肺炎疫情（以下简称肺炎疫情），及时、有序、高效、无害化处置肺炎疫情医疗废物，规范肺炎疫情医疗废物应急处置的管理与技术要求，保护生态环境和人体健康，特制定本指南。

地方各级生态环境主管部门和医疗废物应急处置单位可参考本指南及相关标准规范，因地制宜确定肺炎疫情期间医疗废物应急处置的技术路线及相应的管理要求。

肺炎疫情期间纳入医疗废物管理的固体废物种类、范围以及收集、贮存、转运、处置过程中的卫生防疫，按照卫生健康主管部门的有关要求执行。

二、编制依据

（一）《中华人民共和国固体废物污染环境防治法》

（二）《中华人民共和国传染病防治法》

（三）《突发公共卫生事件应急条例》（国务院令第 376 号）

（四）《医疗废物管理条例》（国务院令第 380 号）

（五）《危险废物经营许可证管理办法》（国务院令第 408 号）

（六）《国家突发环境事件应急预案》（国办函〔2014〕119 号）

（七）《国家突发公共卫生事件应急预案》

（八）《危险废物经营单位编制应急预案指南》（原国家环境保护总局公告 2007 年第 48 号）

（九）《医疗废物集中处置技术规范（试行）》（环发〔2003〕206 号）

（十）《医疗废物专用包装袋、容器和警示标志标准》（HJ 421—2008）

（十一）《应对甲型 H1N1 流感疫情医疗废物管理预案》（环办〔2009〕65 号）

三、应急处置管理要求

（一）完善应急处置协调机制。地方各级生态环境主管部门在本级人民政府统一领导下，按照"统一管理与分级管理相结合、分工负责与联防联控相结合、集中处置与就近处置相结合"的原则，协同卫生健康、住房城乡建设、工业和信息化、交通运输、公安等主管部门，共同组织好肺炎疫情医疗废物应急处置工作。

（二）统筹应急处置设施资源。以设区的市为单位摸排调度医疗废物应急处置能力情况，将可移动式医疗废物处置设施、危险废物焚烧设施、生活垃圾焚烧设施、工业炉窑等纳入肺炎疫情医疗废物应急处置资源清单。各设区的市级生态环境主管部门应做好医疗废物处置能力研判，在满足卫生健康主管部门提出的卫生防疫要求的情况下，向本级人民政府提出启动应急处置的建议，经本级人民政府同意后启用应急处置设施。对存在医疗废物处置能力缺口的地市，也可以通过省级疫情防控工作领导小组和联防联控工作机制或者在省级生态环境主管部门指导下，协调本省其他地市或者邻省具有富余医疗废物处置能力的相邻地市建立应急处置跨区域协同机制。

（三）规范应急处置活动。各医疗废物产生、收集、贮存、转运和应急处置单位应在当地人民政府及卫生健康、生态环境、住房城乡建设、交通运输等主管部门的指导下，妥善管理和处置医疗废物。处置过程应严格按照医疗废物处置相关技术规范操作，保证处置效果，保障污染治理设施正常稳定运行，确保水、大气等污染物达标排放，防止疾病传染和环境污染。应急处置单位应定期向所在地县级以上地方生态环境和卫生健康主管部门报告医疗废物应急处置情况，根据形势的发展和需要可实行日报或周报。

（四）及时发布应急处置信息。地方各级生态环境主管部门应根据本级人民政府的有关要求做好相关信息发布工作。

四、应急处置技术路线

（一）科学选择应急处置方式。各地可根据本地区情况，因地制宜选择肺炎疫情医疗废物应急处置技术路线。新型冠状病毒感染的肺炎患者产生的医疗废物，宜采用高温焚烧方式处置，也可以采用高温蒸汽消毒、微波消毒、化学消毒等非焚烧方式处置，并确保处置效果。

（二）合理确定定点应急处置设施。应急处置医疗废物的，应优先使用本行政区内的医疗废物集中处置设施。当区域内现有处置能力无法满足肺炎疫情医疗废物应急处置需要时，应立即启动应急预案，由列入应急处置资源清单内的应急处置设施处置医疗废物，并实行定点管理，或者按照应急处置跨区域协同机制，转运至临近地区医疗废物集中处置设施处置。因特殊原因，不具备集中处置条件的，可根据当地人民政府确定的方案对医疗废物进行就地焚烧处置。

（三）推荐分类分流管理和处置医疗废物。应急处置期间，推荐将肺炎疫情防治过程中产生的感染性医疗废物与其他医疗废物实行分类分流管理。医疗废物集中处置设施、可移动式医疗废物处置设施应优先用于处置肺炎疫情防治过程中产生的感染性医疗废物。其他医疗废物可分流至其他应急处置设施进行处置。

（四）便利医疗机构就地应急处置活动。医疗机构自行或在邻近医疗机构采用可移动式医疗废物处置设施应急处置医疗废物，可豁免环境影响评价、医疗废物经营许可等手续，但应合理设置处置地点，避让饮用水水源保护区、集中居住区等环境敏感区，并在设区的市级卫生健康和生态环境主管部门报备。可移动式医疗废物处置设施供应商应确保医疗废物处置效果满足相关标准和技术规范要求。

五、应急处置技术要点

（一）收集与暂存。收治新型冠状病毒感染的肺炎患者的定点医院应加强医疗废物的分类、包装和管理。建议在卫生健康主管部门的指导下，对肺炎疫情防治过程中产生的感染性医疗废物进行消毒处理，严格按照《医疗废物专用包装袋、容器和警示标志标准》包装，再置于指定周转桶（箱）或一次性专用包装容器中。包装表面应印刷或粘贴红色"感染性废物"标识。损伤性医疗废物必须装入利器盒，密闭后外套黄色垃圾袋，避免造成包装物破损。医疗废物需要交由危险废物焚烧设施、生活垃圾焚烧设施、工业炉窑等应急处置设施处置时，包装尺寸应符合相应上料设备尺寸要求。有条件的医疗卫生机构可对肺炎疫情防治过程产生的感染性医疗废物的暂时贮存场所实行专场存放、专人管理，不与其他医疗废物和生活垃圾混放、混装。贮存场所应按照卫生健康主管部门要求的方法和频次消毒，暂存时间不超过 24 小时。贮存场所冲洗液应排入医疗卫生机构内的医疗废水消毒、处理系统处理。

（二）转运。肺炎疫情防治过程产生的感染性医疗废物的运输使用专用医疗废物运输车辆，或使用参照医疗废物运输车辆要求进行临时改装的车辆。医疗废物转运过程可根据当地实际情况运行电子转移联单或者纸质联单。转运前应确定好转运路线和交接要求。运输路线尽量避开人口稠密地区，运输时间避开上下班高峰期。医疗废物应在不超过 48 小时内转运至处置设施。运输车辆每次卸载完毕，应按照卫生健康主管部门要求的方法和频次进行消毒。有条件的地区，可安排固定专用车辆单独运输肺炎疫情防治过程产生的感染性医疗废物，不与其他医疗废物混装、混运，与其他医疗废物分开填写转移联单，并建立台账。

（三）处置。医疗废物处置单位要优先收集和处置肺炎疫情防治过程产生的感染性医疗废物。可适当增加医疗废物的收集频次。运抵处置场所的医疗废物尽可能做到随到随处置，在处置单位的暂时贮存时间不超过 12 小时。处置单位内必须设置医疗废物处置的隔离区，隔离区应有明显的标识，无关人员不得进入。处置单位隔离区必须由专人负责，按照卫生健康主管部门要求的方法和频次对墙壁、地面、物体表面喷洒或拖地消毒。

（四）其他应急处置设施的特殊要求。危险废物焚烧设施、生活垃圾焚烧设施、工业炉窑等非医疗废物专业处置设施开展肺炎疫情医疗废物应急处置活动，应按照卫生健康主管部门的要求切实做好卫生防疫工作。应针对医疗废物划定专门卸料接收区域、清洗消毒区域，增加必要防雨防淋、防泄漏措施，对医疗废物运输车辆规划专用行车路线，并配置专人管理。接收现场应设置警示、警戒限制措施。进料方式宜采用专门输送上料设备，防止医疗废物与其他焚烧物接触造成二次交叉污染。注意做好医疗废物与其他焚烧物的进料配伍，保持工艺设备运行平稳可控。技术操作人员应接受必要的技术培训。

（五）人员卫生防护。医疗废物收集、贮存、转运、处置过程应按照卫生健康主管部门有关要求，加强对医疗废物和相关设施的消毒以及操作人员的个人防护和日常体温监测工作。有条件的地区，可安排医疗废物收集、贮存、转运、处置一线操作人员集中居住。

（六）其他技术要点。肺炎疫情医疗废物应急处置的其他技术要点，可参照《医疗废物集中处置技术规范（试行）》（环发〔2003〕206号）、《应对甲型H1N1流感疫情医疗废物管理预案》（环办〔2009〕65号）相关要求。